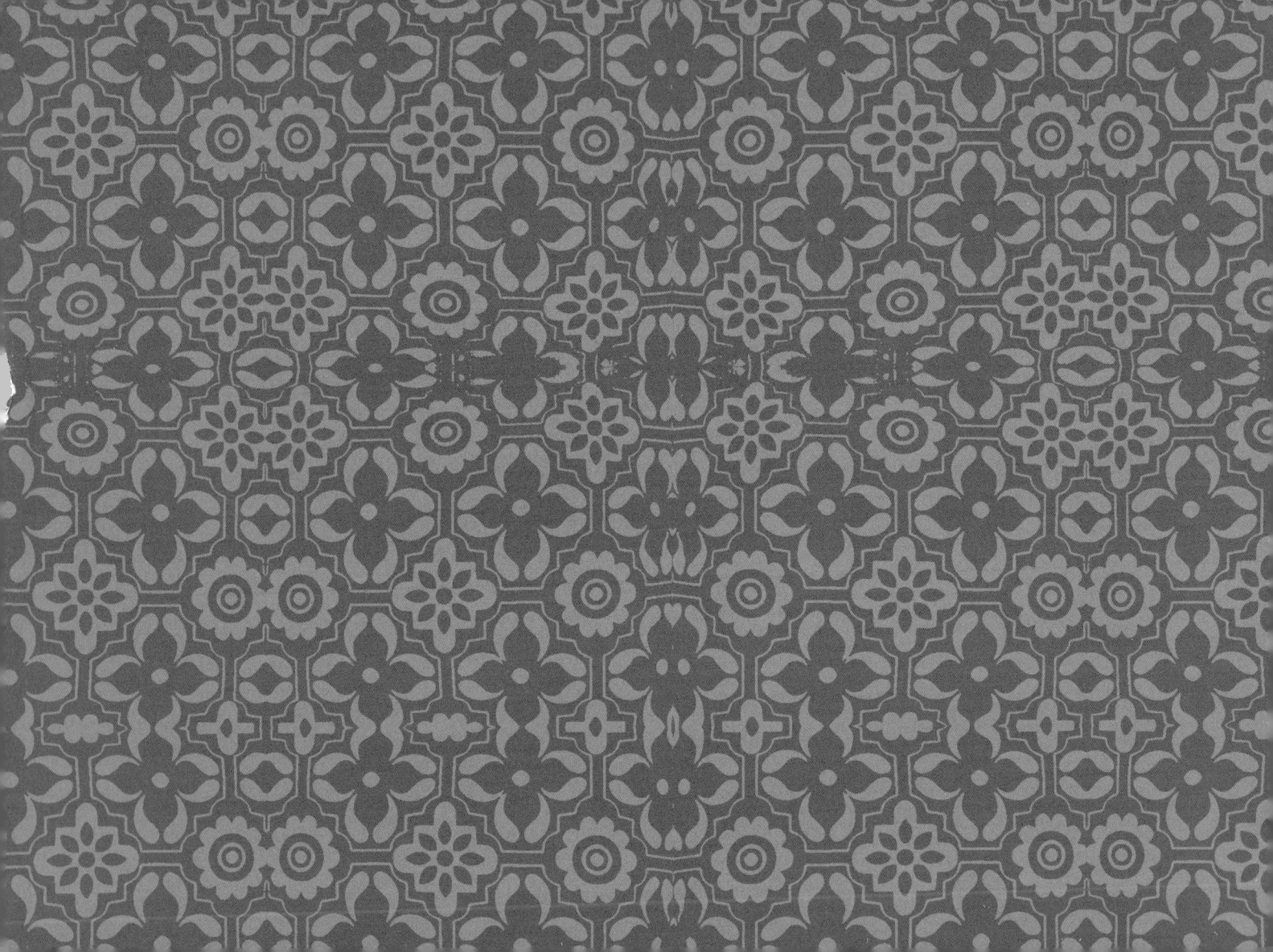

ELLEN
HEIDBÖHMER *Bade-*
MANTELTAG
Wellness für Körper, Geist und Seele

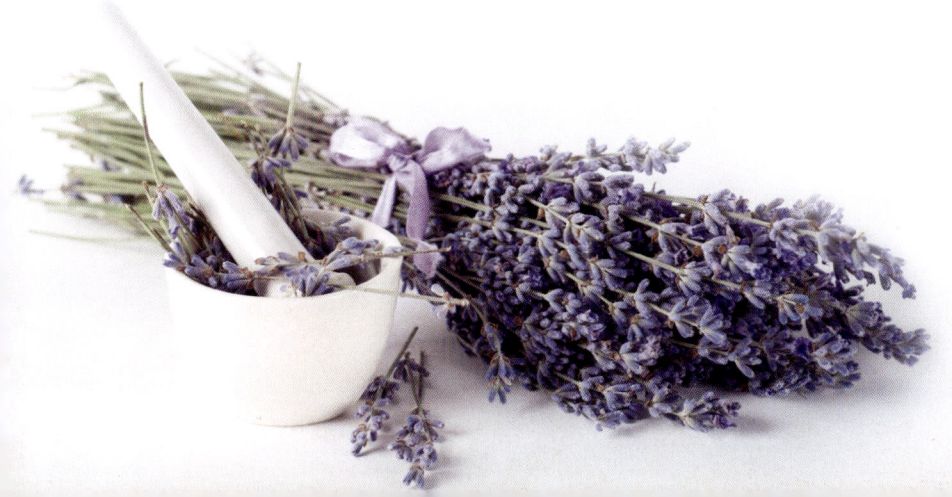

ELLEN
HEIDBÖHMER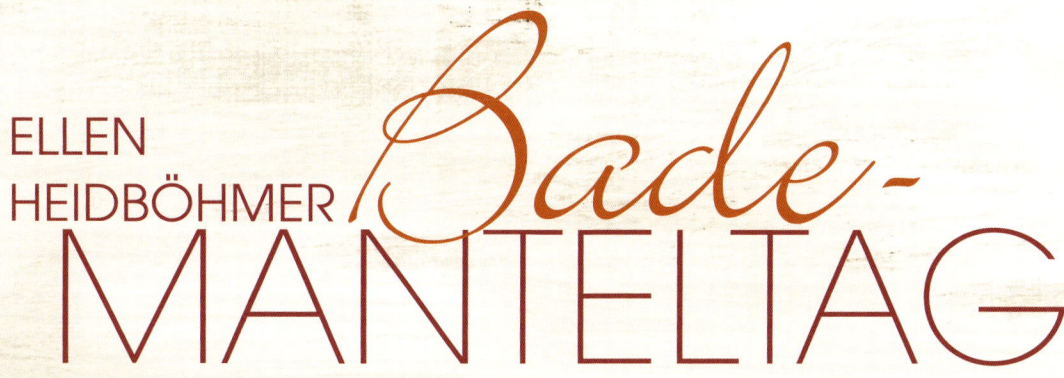

Bade-
MANTELTAG

Wellness für Körper, Geist und Seele

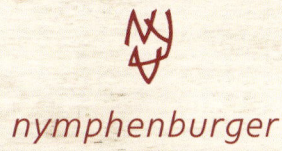

nymphenburger

Für Gudrun. 22 Jahre lang Freundin, Familie und Heimat. Und Katja Sterzenbach, die mit ihrem Bademanteltag den Anstoß zu diesem Buch gab.

© 2014 nymphenburger in der
F.A. Herbig Verlagsbuchhandlung GmbH, München.
Alle Rechte vorbehalten.
Umschlag: atelier-sanna.com, München
Umschlagmotiv: StockFood, München
Innenlayout: atelier-sanna.com, München
Fotos: alle verwendeten Bilder sutterstock.com, S. 18: P. D. Jankes
Illustrationen: atelier-sanna.com, München
Satz: EDV-Fotosatz Huber/Verlagsservice G. Pfeifer, Germering
Gesetzt aus: 9,75 pt/13 pt Frutiger LT Std
Druck und Binden: Polygraf Print spol s.r.o.
Printed in the EU
ISBN 978-3-485-02822-6

www.nymphenburger-verlag.de

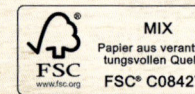

FSC
www.fsc.org

MIX
Papier aus verantwor-
tungsvollen Quellen
FSC® C084279

2

BADEMANTELTAG FÜR MEISTERINNEN

4

BADEMANTELTAG FÜR GÖTTINNEN

VORWORT

Wann haben Sie sich zuletzt einen Bademanteltag gegönnt – einen Tag, der nur Ihnen gehört, an dem keine To-do-Liste abzuarbeiten ist, an dem Sie sich um nichts und niemanden kümmern müssen? Einen Tag, an dem Sie frei sind von den zahlreichen Anforderungen, die Familie, Beruf und Haushalt jeden Morgen neu an Sie stellen? Einen Tag, an dem Sie den Computer gar nicht erst hochfahren, sämtliche Geräte, über die Sie mit Ihrer Umwelt kommunizieren, einfach abschalten und Ihre Familie ins Schwimmbad, in den Park oder zu den Schwiegereltern schicken?

Sie haben sich noch nie einen freien Tag gegönnt? Nicht mal ein paar freie Stunden? Oder Sie tun das nur ganz selten? Und auch nur, damit Sie besser weiter funktionieren können?

Dann möchte ich Sie bitten, sich jetzt und hier einen Augenblick Zeit zu nehmen, um über die Gründe dafür nachzudenken:

* Sie haben einfach keine Zeit – beim besten Willen nicht?
* Alles andere ist einfach wichtiger?
* Ihr Partner und Ihre Kinder sind wichtiger? (Oder Ihre Freunde, Verwandten, Bekannten, Nachbarn, Haustiere etc.)
* Wozu soll das gut sein?
* Was soll ich denn mit mir allein anfangen?

Egal, wie Ihre Antwort lautet – mit diesem Buch möchte ich Sie einladen, sich (wieder) auf den Weg zu sich selbst zu machen.

Sie sind wichtig.

Nicht nur als Ehefrau, Partnerin, Mutter, Tochter, Schwiegertochter, Arbeitnehmerin und in all den anderen Rollen, die Sie in Ihrem Leben ausfüllen.

SIE sind wichtig.

Als der Mensch, der Sie sind. Als die Frau, die Sie sind.

SIE sind WICHTIG!

Und Sie sind einzigartig. Kein anderer Mensch auf diesem Planeten ist wie Sie. Kein anderer Mensch hat Ihr Lächeln, Ihre Begeisterungsfähigkeit, Ihre Art, den Kaffeebecher zu halten, Ihre Methode, sich die Zähne zu putzen, geschweige denn Ihr Talent im Kopfrechnen.

◆

OHNE SIE ... wäre die Welt nicht vollständig, würde die Sonne nicht so hell scheinen, würden die Vögel morgens nicht so laut singen und die Sterne nachts nicht so hell funkeln.

Das ist Ihnen zu viel? Gut. Dann nähern wir uns der Tatsache, dass Sie wichtig sind, etwas langsamer. Vielleicht gefällt Ihnen dieser irische Segenswunsch:

Mögen all deine Himmel blau sein.
Mögen all deine Träume wahr werden.
Mögen alle deine Freunde wahre Freunde und alle deine Freuden vollkommen sein.
Mögen Glück und Lachen alle deine Tage ausfüllen,
heute und immerzu.
Ja, mögen sich all deine Träume erfüllen.

Das und nicht weniger haben Sie verdient. Sie müssen es nicht erst verdienen. Sie haben es schon verdient. Einfach nur, weil Sie da sind. Weil Sie SIE sind. Einzigartig. Unverwechselbar. Unersetzbar.
In diesem Sinne wünsche ich Ihnen viel Freude mit den Anregungen in diesem Buch. Es ist ein Wohlfühlbuch, kein Arbeitsbuch. Sie müssen nicht alle Übungen machen, nicht alle Rezepte kochen, keine Fleißpunkte sammeln und auch keine zeitlichen Vorgaben erfüllen. Meine Vorschläge für Ihren Bademanteltag dürfen Sie gern so variieren oder abändern, dass sie auf Ihre ganz persönliche Situation zugeschnitten sind.

Fühlen Sie sich nicht gebunden an eine Reihenfolge. Sie müssen nicht alle Vorschläge in der angebotenen Struktur abarbeiten. Entscheiden Sie, was Ihnen guttut und wann es Ihnen guttut. Sie können auch gern einzelne Teile aus den vier verschiedenen Bademanteltagen kombinieren, sodass Sie sich damit wohlfühlen.
Treffen Sie bewusst und in Ruhe die nötigen Vorbereitungen. Nutzen Sie schon die Vorbereitungszeit, um ganz bei sich anzukommen. Eine Übersicht über das Angebot finden Sie in den thematisch geordneten Registern hinten im Buch. Wenn Sie Freude daran haben, beginnen Sie mit dem Test: »Welcher Bademanteltyp sind Sie?« Er hilft Ihnen vielleicht bei der Entscheidung, was Ihnen gerade guttut, und führt Sie genau zu den Verwöhntipps, die Sie zurzeit brauchen. Sie können jedoch auch die Beschreibungen am Beginn jedes Bademanteltages lesen und nachspüren, welcher Bademanteltag Ihnen gerade am ehesten entspricht.
Das Wichtigste ist: Nehmen Sie sich selbst und Ihren Wunsch nach Entspannung ernst, räumen Sie ihm höchste Priorität ein und bereiten Sie Ihre Verwöhnzeit so gut vor, wie Sie das mit einem Meeting, einem Kundenbesuch oder einer PowerPoint-Präsentation tun würden. Die Vorbereitung betrifft z. B. auch die vorgeschlagenen Verwöhnrezepte und die Utensilien, die Sie sich vorab für Ihren Bademanteltag besorgen oder bereitlegen müssten. Ein bisschen Planung gehört also dazu – und sollte etwas fehlen, finden Sie ganz

bestimmt eine kreative Ersatzlösung. Denn das, was Sie wirklich brauchen, haben Sie immer dabei: Zeit und die Bereitschaft, sie sich selbst zu gönnen. Wenn Sie sich selbst nicht wichtig nehmen, wer soll es dann tun? Ja, der Satz ist abgegriffen, aber deswegen ist er nicht weniger wahr.

Eine alte Therapeuten-Weisheit besagt: »Willst du wirklich etwas verändern, dann geh dahin, wo die Angst am größten ist.« Seien Sie achtsam und liebevoll mit sich selbst. Gestatten Sie sich, Ihre kleine persönliche Komfortzone zu verlassen, aber überfordern Sie sich nicht, gehen Sie lieber einen kleinen Schritt nach dem anderen.

Für die Recherche zu meinen Büchern schaue ich immer als Erstes in meine eigene umfangreiche Büchersammlung. Was ich dort fand: ein ganzes Regalbrett voller Wohlfühlbücher. Herrliche, originelle und verblüffend einfache Ideen für Frauen, die ihr Wohlbefinden in die eigenen Hände nehmen wollen. Wer so viele davon besitzt, kultiviert doch sicher seit Jahr und Tag sein eigenes Wohlfühlprogramm? Honi soit qui mal y pense. Ein Schuft, der Böses dabei denkt. Ich erinnerte mich an die Freude, mit der ich jedes einzelne dieser Bücher gekauft habe, an die Begeisterung, mit der ich sie gelesen habe, und dann gleich noch mal von vorn. Und ich erinnerte mich an den Feuereifer, mit dem ich die jeweiligen Vorschläge in die Tat umgesetzt habe. Jedenfalls vierzehn Tage lang. Vielleicht auch mal drei Wochen.

Ich könnte mich jetzt damit entschuldigen, dass gute neue Gewohnheiten achtundzwanzig Tage lang regelmäßig praktiziert werden müssen, bis sie in Fleisch und Blut übergegangen sind. Aber ganz ehrlich: Auch wenn ich über diesen Meilenstein hinausgekommen wäre – bei irgendeiner Gelegenheit hätte ich aufgehört …

Das Leben hat mir schließlich auf die harte Tour in Form einer schweren Krankheit beigebracht, gut für mich selbst zu sorgen. Auch wenn ich Ihnen diese Methode natürlich nicht empfehlen kann – erst dadurch habe ich wirklich verstanden, wie wichtig Fürsorge für sich selbst ist. Ich wünsche Ihnen von Herzen, dass Sie die Selbstfürsorge auf dem Königsweg lernen, also durch rechtzeitige Einsicht, und dass Sie nicht den Leidensweg gehen müssen.

Was bedeutet das jetzt für dieses Buch? Ich freue mich natürlich, wenn es ein ruhiges und sicheres Plätzchen in Ihrem Bücherschrank findet. Noch mehr würde es mich allerdings freuen, wenn es mir gelänge, ein kleines Samenkorn in Ihr Unterbewusstsein zu legen, das zu seiner eigenen Zeit aufgeht, Blüten der Einsicht trägt und Sie dazu bringt, sich gut um sich selbst zu kümmern. Wenn Sie auf diesem Weg so freundlich und geduldig mit sich sind, wie Sie können, dann ist das schon ein prima Anfang.

Alles Gute für Sie!
Ihre Ellen Heidböhmer

TEST: WELCHER BADEMANTELTYP SIND SIE?

Ein kleiner, nicht ganz ernst gemeinter Test, mit dem Sie herausfinden können, welcher Bademanteltag der richtige für Sie ist. Denken Sie nicht lange nach. Machen Sie einfach spontan ein Kreuzchen bei der Antwort, die Ihnen am meisten entspricht.

....

1. Sie haben unverhofft eine Stunde Zeit für sich und haben es sich gerade gemütlich gemacht, als das Telefon klingelt: Ihre Freundin, die an heftigem Liebeskummer leidet und die Sie zurzeit jeden Tag deswegen anruft, ist am Apparat. Was tun Sie?

○ A: Sie sagen, dass Sie gerade keine Zeit haben, und stellen ihr einen gemütlichen DVD-Abend am Wochenende in Aussicht.

○ B: Sie lassen alles stehen und liegen und fahren zu ihr.

○ C: Der Anruf erreicht Sie gar nicht, weil Sie für Ihre freie Stunde den Anrufbeantworter an- und Ihr Handy ausgestellt haben.

○ D: Sie gehen gar nicht erst ran. Diese Stunde gehört Ihnen. Sie haben Ihre Freundin in den letzten Tagen genug getröstet.

....

2. Sie kommen von einem anstrengenden und unerfreulichen Arbeitstag nach Hause. In der Spüle stapelt sich das Geschirr, der Mülleimer quillt über, im Flur ein wildes Durcheinander von Schuhen, Jacken und Schultaschen, im ersten Stock streiten sich die Kinder lautstark, Ihr Mann sitzt vor dem Fernseher und guckt Fußball. Was tun Sie?

○ A: Sie bekommen einen Wutanfall und blasen Ihrer Familie so richtig den Marsch.

○ B: Sie rufen: »Ich bin wieder da«, beißen die Zähne zusammen und fangen an, aufzuräumen, sauber zu machen und das Abendessen vorzubereiten.

○ C: Sie delegieren sämtliche Arbeit an Ihren Mann und Ihre Kinder und legen sich in die Badewanne.

○ D: Sie schreiben »Aufräumen und Putzen schafft ihr ohne mich« auf ein Post-it, kleben es an die Küchentür und gehen ins Kino.

....

3. Sie freuen sich schon seit Tagen auf ein Wochenende ohne Termine. In der Mittagspause ruft Ihr Mann an, um Ihnen zu erzählen, dass seine Eltern (mit denen Sie trotz aller Bemühungen einfach nicht warm werden) am Freitag kommen und bis Sonntagnachmittag bleiben. Was tun Sie?

○ A: Sie antworten: »Tut mir leid, Schatz, ich muss am Wochenende arbeiten«, und melden sich auf der Stelle bei Ihrem Chef als Helferin beim Standaufbau für die Messe.

○ B: Sie seufzen und schreiben *Bad, Küche, Fenster putzen/Essen vorbereiten/Tischdeko besorgen/Gästezimmer herrichten* auf Ihre To-do-Liste.

○ C: Sie mailen Ihrem Mann eine Einkaufsliste und einen Putzplan, wünschen ihm eine schöne Zeit mit seinen Eltern und buchen spontan ein Wellness-Wochenende für sich allein.

○ D: Sie sagen Ihrem Mann, dass er so etwas nicht über Ihren Kopf hinweg entscheiden kann, und quartieren sich übers Wochenende bei einer Freundin ein.

....

4. Sie sind mit Ihrem Mann/Ihrem Freund auf einer Party. Eine zu junge, zu blonde, zu sehr gestylte Frau lässt ihn nicht aus den Augen. Er genießt die Aufmerksamkeit. Was tun Sie?

○ A: Sie versuchen, ihn abzulenken. Wenn das nicht gelingt, betrinken Sie sich.

○ B: Sie rufen sich ein Taxi, legen sich zu Hause ins Bett und heulen in Ihr Kopfkissen.

○ C: Sie knöpfen Ihre Bluse halb auf, schminken die Lippen nach, gehen zum Mikro und singen die Karaoke-Version von »Baby, you are mine!«

○ D: Sie ziehen ihn auf die Tanzfläche, nachdem Sie den DJ gebeten haben, Ihr Lied zu spielen.

....

5. Eine Bekannte ist mit ihren Kinder zu Besuch bei Ihnen. Die Kinder gehen über Tische und Bänke, schmeißen Saftgläser um, zerkrümeln den Kuchen auf dem Teppich. Die Mutter erzählt Ihnen, wie schwer es ist als Alleinerziehende mit ADHS-Kindern. Was tun Sie?

○ A: Sie übernehmen für die Zeit des Besuchs die Erziehungsaufgabe und halten die Kinder im Zaum.

○ B: Sie machen gute Miene zum bösen Spiel, versuchen, das Schlimmste zu verhindern, lächeln freundlich, bis Ihnen der Kiefer schmerzt, und beschließen, die Frau mit ihren Kindern nie wieder einzuladen.

○ C: Sie lösen »versehentlich« die Alarmanlage am Auto aus. Wenn dann alle draußen stehen, schicken Sie Ihren Besuch nach Hause mit der Begründung, Sie seien jetzt wirklich mit den Nerven am Ende.

○ D: Sie sagen der Frau, dass Ihnen das zu viel ist, und raten ihr, zur Erziehungsberatung zu gehen.

....

6. Eine Kollegin intrigiert schon eine Weile gegen Sie im Büro. Bis jetzt konnten Sie ihr nichts nachweisen. Sie beschließen, mit ihr zu reden. Wie gehen Sie vor?

○ A: Sie geben sich selbstbewusst und fordern die Kollegin auf, mit den Spielchen aufzuhören.

○ B: Sie erzählen der Kollegin offen, wie fertig Sie sind wegen dieser Situation, und appellieren an sie, sich von Frau zu Frau fair zu verhalten.

○ C: Wer gegen Sie intrigiert, kann sich warm anziehen!

○ D: Sie weihen eine nette Kollegin ein und stellen gemeinsam der intriganten Dame eine Falle.

AUSWERTUNG
Zählen Sie Ihre Punkte zu A, B, C und D zusammen.
Wo haben Sie die höchste Punktzahl erreicht?

✳ A ✳

Sie lassen sich nicht alles gefallen, setzen Grenzen, wenn es Ihnen zu bunt wird, sind jedoch nicht immer so selbstbewusst, wie Sie gern wären. Seien Sie freundlich mit sich, Sie wissen schon ganz gut, was Sie brauchen und was nicht. Sie sind auf einem guten Weg!
Ich empfehle Ihnen den Bademanteltag für Fortgeschrittene im Walkfrottée-Bademantel.

✳ B ✳

Sie sind vermutlich zu Hause und am Arbeitsplatz die »Mutter der Kompanie«, jederzeit zur Stelle, immer hilfsbereit und alle können sich auf Sie verlassen. Dagegen ist an sich nichts einzuwenden, solange Sie selbst nicht zu kurz kommen. Vermutlich ist da der Haken und Sie nehmen sich selbst nicht wichtig genug. Lernen Sie in kleinen Schritten, dass es erst Ihnen selbst gut gehen muss, bevor Sie sich um die anderen kümmern. Starten Sie am besten mit dem Bademanteltag für Einsteigerinnen im Waffelpiqué-Bademantel.

✳ C ✳

Sie wissen sehr genau, wer Sie sind, was Sie wollen, was Ihnen guttut und wie Sie das umsetzen können. Menschen, die Sie daran hindern wollen, weisen Sie charmant und souverän in ihre Schranken. In Situationen, in denen Ihre Grenzen strapaziert werden, beweisen Sie Bravour. Sie sind der richtige Typ für den Göttinnen-Bademanteltag.

✳ D ✳

Sie wissen sehr genau, wer Sie sind und was Sie wollen, auch, was Ihnen guttut, es fehlt nur noch ein Quäntchen Sicherheit, dass Sie das auch allein um- und durchsetzen können. Sie können! Trauen Sie sich! Ich empfehle Ihnen den Bademanteltag für Meisterinnen.

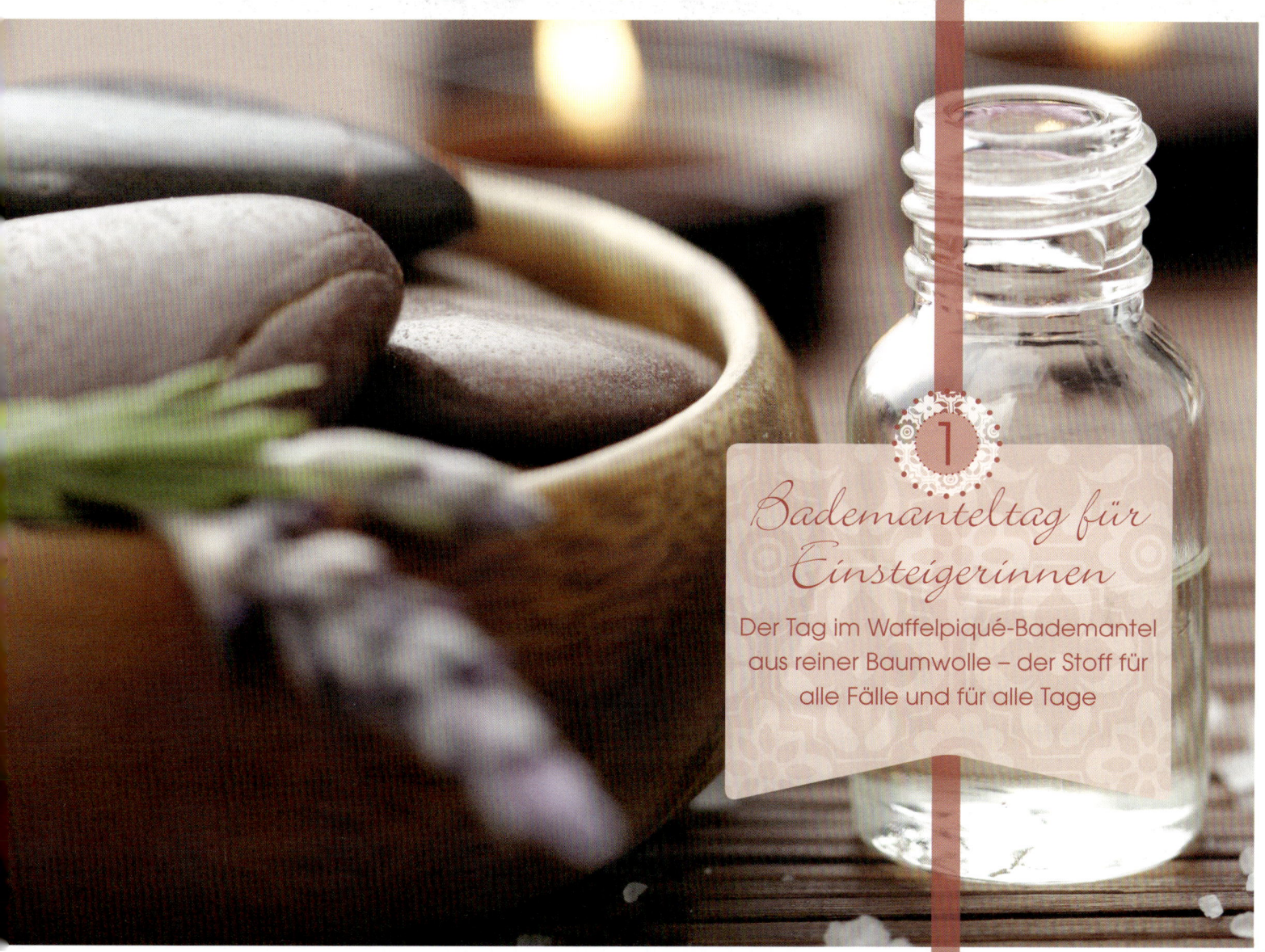

1

Bademanteltag für Einsteigerinnen

Der Tag im Waffelpiqué-Bademantel
aus reiner Baumwolle – der Stoff für
alle Fälle und für alle Tage

CHECKLISTE
Dieser Bademanteltag ist der richtige für Sie, wenn Sie sich in den folgenden Beschreibungen wiederfinden:

Der Geist ist willig, aber die Zeit ist knapp (frei nach Matthäus 26, Vers 41)
Nehmen wir an, Sie haben es endlich geschafft, sich ein wenig Zeit freizuschaufeln, was in Ihren Augen an sich schon eine Leistung ist. Was jetzt? Sie sind so müde, dass Sie postwendend auf dem Sofa einschlafen könnten? Dann tun Sie genau das. Ohne Wenn und Aber. Legen Sie sich hin und erlauben Sie sich, müde zu sein und am helllichten Tag zu schlafen.

Hier steh ich nun, ich armer Tor … und was soll ich jetzt machen? (angelehnt an J. W. von Goethe)
Wenn Sie gerade mal nicht müde und erschöpft sind, setzen Sie sich aufs Sofa und wissen gar nicht, was Sie eigentlich mit sich anfangen sollen? Sie greifen automatisch nach einer Illustrierten und blättern darin herum? Auch gut. Tun Sie das. Werfen Sie sich nicht vor, dass Sie Zeit vertrödeln, blöden Klatsch lesen und Ihren Geist mit der Frage beschäftigen, ob Letizia von Spanien wirklich magersüchtig ist. Vielleicht sind genau diese Gedanken die Entspannung, die Sie jetzt brauchen.

WAS SIE FÜR DIESEN BADEMANTEL-TAG BRAUCHEN:
* ein paar Stunden Zeit
* einen Waffelpiqué-Bademantel
* ein Paar warme Socken
* eine Decke oder eine Yoga-Matte
* eine Duftlampe
* ätherisches Citrusöl in Bio-Qualität
* Buntstifte
* ein extra schönes Notizheft
* einen extra schönen Füller oder Kugelschreiber

ZUR VORBEREITUNG:
* vorab die Anwendungen und Rezepte checken und das Notwendige einkaufen
* Familie und Freunden erklären, dass Sie freihaben und nicht gestört werden wollen
* das Handy ausschalten
* den Anrufbeantworter anmachen
* die Türklingel abstellen
* Lieblingsmusik auswählen
* wenn nötig, die Heizung aufdrehen
und natürlich … den Bademantel anziehen!

HERZLICH WILLKOMMEN …

… zu Ihrem Baumwoll-Bademanteltag unter dem Motto schnell, unkompliziert und ohne Schnickschnack. Auf den folgenden Seiten finden Sie einfache, leicht umzusetzende Vorschläge, wie Sie sich selbst etwas Gutes tun können, sowie kleine Übungen, die Ihnen helfen, sich dem Thema Entspannung zu nähern.

Jetzt sind Sie dran.

Für sich selbst zu sorgen, sich selbst zu verwöhnen ist gar nicht so schwer, wie Sie vielleicht denken. Fangen Sie heute damit an und machen Sie in der kommenden Zeit daraus eine gute Gewohnheit. Freunden Sie sich mit dem Gedanken an, dass Sie alles, was Sie in den nächsten Stunden tun, nur für sich selbst tun. Damit es Ihnen gut geht. Nicht, damit Sie noch besser funktionieren können. Nicht, damit Sie in Familie und Beruf weiter zuverlässig Ihren Mann stehen können. Nicht, damit Sie fitter, gesünder, ausdauernder oder gelassener werden. Einfach »nur«, damit es Ihnen gut geht.

In unserer Gesellschaft gibt es auch im Entspannungsbereich eine Lebenshaltung, die am besten mit dem Wortungetüm Selbstoptimierung beschrieben werden kann. Besteht der Sinn des Lebens tatsächlich darin, immer besser zu werden? Müssen wir ständig an uns selbst arbeiten, uns perfektionieren, uns immer weiter disziplinieren, täglich unseren Schwächen den Kampf ansagen und unsere Fehler ausmerzen?

Ich mache Ihnen einen Vorschlag: Vergessen Sie diesen ganzen Selbstoptimierungs-Unsinn wenigstens für heute. Steigen Sie aus diesem Karussell aus, das sich immer schneller und immer unerbittlicher dreht. Seien Sie mutig und sagen Sie: »Stopp! Ich bin gut genug, so, wie ich bin!« Stehen Sie einfach nicht mehr zur Verfügung als Zielperson von Werbebotschaften wie *besser, schöner, jünger, gesünder, fitter*. Sagen Sie stattdessen laut und deutlich Ja zu sich selbst. Zu Ihren grauen Haaren, zu Ihren Falten, zu Ihren kurzen Beinen, zu den paar Kilos zu viel, zu der Cellulite. Beenden Sie den Kampf gegen sich selbst. Sie sind liebenswert. Genau so, wie Sie sind. Mit all Ihren Ecken und Kanten. Auch jenseits der sogenannten Idealmaße. Auch unperfekt. Einfach, weil Sie Sie sind. Das ist die Wahrheit. Alles andere ist, wie Louise Hay so schön sagt, angelernter Unsinn und kann auch wieder verlernt werden.

Alles, was Sie heute brauchen, um sich mit Ihrer eigenen Unvollkommenheit auszusöhnen, ist ein einfacher Bademantel und ein paar Stunden Zeit. Die leichte, angenehm zu tragende Baumwolle steht hier stellvertretend für einen leichten Einstieg, ohne aufwendige Vorbereitung, in Ihr ganz persönliches Verwöhnprogramm.

Bevor Sie beginnen, stöbern Sie ein wenig in den Vorschlägen, Übungen, Kochrezepten und Kosmetikanwendungen. Entscheiden Sie spontan, was Sie am meisten anspricht und was Sie umsetzen möchten. Stimmen Sie sich ein mit dem folgenden Text und freuen Sie sich auf die folgenden Stunden, die nur Ihnen gehören.

ZUR EINSTIMMUNG
Diese Worte entstammen einer Rede, die Charlie Chaplin an seinem 70. Geburtstag am 16. April 1959 gehalten hat:

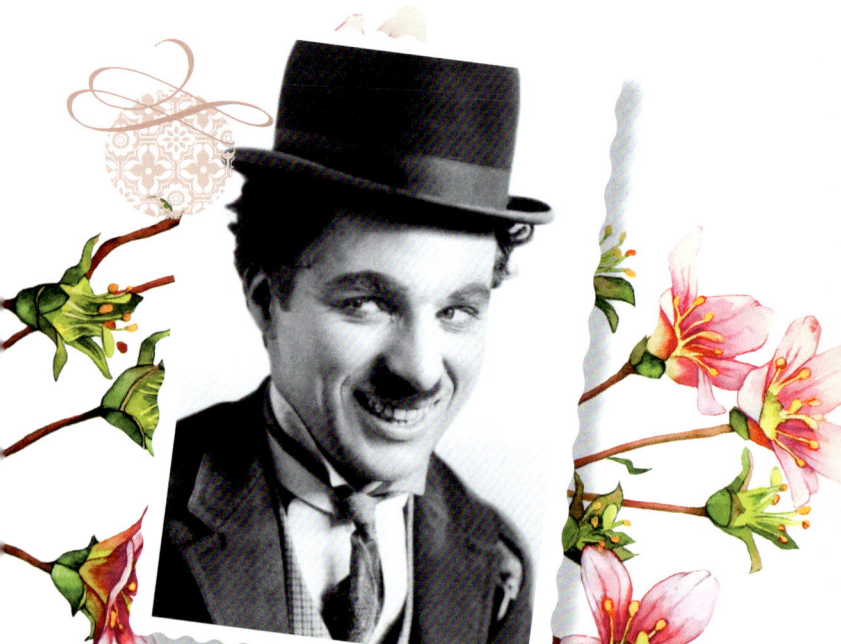

Als ich mich selbst zu lieben begann, konnte ich erkennen, dass emotionaler Schmerz und Leid nur Warnung für mich sind, dass ich gegen meine eigene Wahrheit lebe. Heute weiß ich, das nennt man authentisch sein.

Als ich mich selbst zu lieben begann, habe ich verstanden, wie sehr es jemanden beschämt, ihm meine Wünsche aufzuzwingen, obwohl ich wusste, dass weder die Zeit reif, noch der Mensch dazu bereit war, auch wenn ich selbst dieser Mensch war. Heute weiß ich, das nennt man Selbstachtung.

Als ich mich selbst zu lieben begann, habe ich aufgehört, mich nach einem anderen Leben zu sehnen, und konnte sehen, dass alles um mich herum eine Aufforderung zum Wachsen war. Heute weiß ich, das nennt man Reife.

Als ich mich selbst zu lieben begann, habe ich verstanden, dass ich immer und bei jeder Gelegenheit zur richtigen Zeit am richtigen Ort bin und dass alles, was geschieht, richtig ist, von da an konnte ich ruhig sein. Heute weiß ich, das nennt man Selbstachtung.

Als ich mich selbst zu lieben begann, habe ich aufgehört, mich meiner freien Zeit zu berauben, und ich habe aufgehört, weiter grandiose Projekte für die Zukunft zu entwerfen. Heute mache ich nur das, was mir Spaß und Freude bereitet, was ich liebe und was mein Herz zum Lachen bringt, auf meine eigene Art und Weise und in meinem eigenen Tempo. Heute weiß ich, das nennt man Ehrlichkeit.

Als ich mich selbst zu lieben begann, habe ich mich von allem befreit, was nicht gesund für mich war: von Speisen, Menschen, Dingen, Situationen und von allem, das mich immer wieder hinunterzog, weg von mir selbst. Anfangs nannte ich das gesunden Egoismus, aber heute weiß ich, das ist Selbstliebe.

Als ich mich selbst zu lieben begann, habe ich aufgehört, immer recht haben zu wollen, so habe ich mich weniger geirrt. Heute habe ich erkannt, das nennt man einfach sein.

Als ich mich selbst zu lieben begann, habe ich mich geweigert, weiter in der Vergangenheit zu leben und mich um meine Zukunft zu sorgen, jetzt lebe ich nur mehr in diesem Augenblick, wo alles stattfindet. So lebe ich heute jeden Tag und nenne es Vollkommenheit.

Als ich mich selbst zu lieben begann, erkannte ich, dass mich mein Denken armselig und krank machen kann. Als ich jedoch meine Herzenskräfte anforderte, bekam der Verstand einen wichtigen Partner, diese Verbindung nenne ich heute Herzensweisheit.

Wir brauchen uns nicht weiter vor Auseinandersetzungen, Konflikten und Problemen mit uns selbst und anderen zu fürchten, denn sogar Sterne knallen manchmal aufeinander und es entstehen neue Welten. Heute weiß ich, das ist das Leben.

THEMA DES ERSTEN BADEMANTELTAGES: SICH SELBST WIEDER SPÜREN

Wir verbringen große Teile unseres Alltags im Autopilot-Modus. Aufgaben A bis Z müssen erledigt werden, es gibt viel zu viel zu tun und viel zu wenig Zeit. Die To-do-Liste ständig im Hinterkopf, den eigenen Anspruch als Joch auf den Schultern, hetzen wir durch den Tag. Nur selten nehmen wir uns die Zeit für einen Cappuccino in der Sonne. Und wenn wir es tun, ist das schlechte Gewissen nicht weit. Hinsetzen? Wozu gibt's Coffee to go? Abends schlafen wir mitten im Krimi ein. Oder liegen im Bett, körperlich erschöpft, geistig hellwach, weil alles Unerledigte aus seinen Ecken kommt und zum Angriff bläst. Aber so ist das nun mal. Stress hat doch jeder, oder nicht?

In all dem Trubel und dem Tempo ist uns das Gespür für uns selbst längst verloren gegangen:

Der Kopf schmerzt? Wofür gibt's Aspirin? Nimm eine Tablette und mach weiter!

Der Körper signalisiert Müdigkeit? Keine Zeit. Nimm eine Vitamintablette und renn weiter!

Der Chef kommt kurz vor Feierabend mit den Worten »Das schaffen Sie doch noch, bevor Sie gehen?« Nein, das schaffen Sie nicht. Aber das zu sagen schaffen Sie auch nicht. Also beißen Sie die Zähne zusammen, machen weiter und überlegen dabei, wie Sie die restlichen Aufgaben noch schneller erledigen können.

Eine leise kleine Stimme fragt: »Ist DAS das Leben – rennen, rennen, rennen?«

»Du hast ja recht«, antworten wir seufzend, »aber jetzt muss ich weitermachen. Später hab ich Zeit, dir zuzuhören. Am Wochenende. Im Urlaub. Demnächst. Bald. Versprochen.«

Eine Workshop-Teilnehmerin antwortete auf die Frage, was sie brauche: »Was ich brauche? Keine Ahnung. Ist das wichtig?«

Wenn Sie damit anfangen, Ihre eigenen Bedürfnisse wieder wahrzunehmen, gibt es vermutlich auch für Sie ein paar Fragezeichen: Was brauche ich eigentlich? Was tut mir gut? Was hilft mir zu entspannen? Vielleicht wissen Sie das gar nicht genau. Das macht nichts. Tun Sie genau das: sich hinsetzen und nicht wissen, was Ihnen eigentlich guttut. Spüren Sie sich. Den Stuhl oder das Sofa, auf dem Sie sitzen. Ihre Atmung. Ihre Körperspannung. Spüren Sie, wie es Ihnen gerade geht. Sind Sie zufrieden? Geht es Ihnen gut? Sind Sie angestrengt? Müde? Traurig? Spüren Sie das Gefühl, das Sie gerade haben. Ohne es zu bewerten, ohne es verändern zu wollen. Lassen Sie es einfach da sein und spüren Sie es, so gut Sie können.

Wenn es Ihnen zu viel wird, halten Sie noch einen kleinen Moment aus, bevor Sie aufhören. Erlauben Sie sich zu spüren, was Sie normalerweise im Alltag nicht spüren. Lernen Sie Ihre eigenen Gefühle (wieder) kennen. Alle sind genau so richtig, wie sie sind. Auch wenn sie unangenehm sind. Nichts muss verändert werden, alles darf so sein, wie es gerade ist.

Was haben Sie in sich wahrgenommen? Vielleicht schreiben Sie die Antworten in Ihr Notizheft. Notieren Sie alles, was Ihnen in den Sinn kommt, ganz spontan – bevor der innere Kritiker in Form Ihres Über-Ichs oder der nörgeligen kleinen Stimme im Hinterkopf sich einmischen kann. Wenn Sie sich öfter oder regelmäßig über einen längeren Zeitraum mit Ihren Gefühlen und Körperwahrnehmungen beschäftigen, werden Sie feststellen, dass Ihre Wahrnehmungen sich verändern, feiner und präziser werden.

◆

Gönne dir einen Augenblick der Ruhe,
und du begreifst,
wie närrisch du herumgehastet bist.
Tschen Tschiju

Notiz

KÖRPERTHEMA ENTSPANNUNG

Ist für Sie allein die Vorstellung, für länger als fünf Minuten die Füße hochzulegen, während die Welt sich ohne Sie weiterdreht, fast schon zu schön, um wahr zu sein? Dann werden Ihnen die folgenden beiden Übungen gefallen. Ich empfehle Ihnen die erste, wenn Sie unter extremer Anspannung stehen oder sich schon seit Längerem gestresst fühlen. Die zweite eignet sich zur bewussten Entspannung, wenn Sie Ihren Körper besser kennenlernen möchten.

MIT DEM KÖRPER SCHWINGEN

* in Stresszeiten
* bei akuten und chronischen Muskelverspannungen
* bei Neigung zu Kopfschmerzen

Sie stehen aufrecht, die Füße parallel in einem Abstand, der Ihnen angenehm ist.

Entspannen Sie alle Muskeln. Die Schultern sind entspannt, die Arme hängen locker herunter.

Verlagern Sie das Körpergewicht abwechselnd und in gleichmäßigem Rhythmus von einem Fuß auf den anderen, so, wie es Elefanten im Zoo tun. Schwingen Sie langsam und gleichmäßig – nicht zu schnell und nicht ruckartig.

Kopf und Schultern gehen mit der Bewegung mit. Die Arme schwingen mit.

Atmen Sie ruhig. Achten Sie darauf, dass Sie bequem stehen und alle Muskeln locker bleiben.

Der Eindruck, dass der Raum in entgegengesetzter Richtung an den Augen vorüberzieht, trägt zur Entspannung der Augenmuskeln bei. Lassen Sie die Bilder an Ihren Augen vorbeiziehen. Fixieren Sie nicht und halten Sie den Blick nicht an.

Bis zum sechzigsten Schwung stellt sich die Entspannung ein. Bis zum hundertsten Schwung ist der ganze Körper gelockert.

Achtung: Wenn Ihnen schwindelig wird, stimmen die Bewegungen von Augen und Körper nicht überein. Achten Sie darauf, dass der ganze Körper mitschwingt.

Möchten Sie mehr wissen?

Diese Übung stammt ursprünglich von dem amerikanischen Augenarzt Dr. William Bates (1860–1931), der davon ausging, dass verminderte Sehkraft oft auf chronische Verspannungen im Körper zurückführen ist. Auf dieser Grundlage hat Dr. Bates ein Augentraining entwickelt, das u. a. Übungen zur körperlichen und geistigen Entspannung enthält. Durch die gleichmäßigen Schwingbewegungen beim sogenannten Elefantenschwung wird eine tief greifende Entspannung des gesamten Körpers erreicht:

Sämtliche Muskeln des Körpers werden bis in ihre tiefen Schichten hinein gelockert, die Rückenwirbel werden leicht massiert, Herz, Lunge, Darm und alle Organe entspannen sich, und die Blutgefäße erweitern sich, was zu einer Verbesserung des Blutkreislaufs führt.

BEWUSSTE WAHRNEHMUNG

* Wenn Sie nicht zu sehr gestresst sind
* Wenn Sie Ihren Körper und seine Reaktionen besser kennenlernen möchten

Wenn bewusste Körperwahrnehmung und Achtsamkeit Ihnen gänzlich fremd sind, beginnen Sie mit einer Minute. Konzentrieren Sie sich auf Ihre Füße. Was nehmen Sie wahr? Die Fußsohlen? Die Zehen? Das Fußgewölbe? Spüren Sie so genau hin, wie es Ihnen möglich ist. Mit der Zeit werden Sie immer mehr Einzelheiten wahrnehmen können: die Haut an den Füßen und ihre Beschaffenheit, die einzelnen Zehen und ihre Beweglichkeit, die Muskeln, Knochen und Gelenke.

Je vertrauter Sie mit dieser kleinen Übung sind, desto länger können Sie sie ausdehnen. Gehen Sie dazu über, nach und nach die anderen Körperteile und Organe und schließlich den ganzen Körper bewusst wahrzunehmen.

Ein achtsamer Umgang mit Ihrem Körper führt dazu, dass Sie sich selbst besser spüren und eher als sonst bemerken, wo etwas wehtut oder nicht in Ordnung ist. Sie sind mehr im Hier und Jetzt, klarer und bewusster und fühlen sich mit der Zeit immer frischer und lebendiger.

Diese Übung lässt sich auch in den Alltag integrieren, als kleine Pause zwischendurch – statt E-Mails abzurufen oder die Facebook-Seite zu checken.

Möchten Sie mehr wissen?

Zahlreiche Studien belegen, dass regelmäßig praktizierte Achtsamkeitsübungen die psychische Gesundheit stärken und widerstandsfähiger gegen Stress machen. Ihre beruhigende und entspannende Wirkung verbessert die Lebensqualität, stärkt das Immunsystem, fördert die Konzentrationsfähigkeit, schafft mehr Vertrauen in die eigenen Fähigkeiten und öffnet die Augen für das Schöne im Leben, das in jedem Augenblick da ist.

FAUST-MUDRA
* ✳ Wenn Sie sehr unter Strom stehen
* ✳ Hilft, Dampf abzulassen und Stress und Anspannung zu lösen
* ✳ Schenkt Mut und neue Kraft

Mudras sind Hand- oder Fingerstellungen, die die Energie im Körper lenken. In einer einzigen Fingerkuppe befinden sich ca. viertausend Nervenfasern, die mit dem Zentralen Nervensystem und den Organen verbunden sind. Je nach Druckpunkt und Fingerhaltung können Sie mit dem Halten von Mudras Ihren Körper beruhigen, ausbalancieren, Schmerzen lindern oder die Lebenskräfte anregen.

Als Mudra für Ihren ersten Bademanteltag möchte ich Ihnen die Faust-Mudra vorstellen.

Ballen Sie die linke Hand zur Faust.

Halten Sie die geöffnete rechte Hand in Höhe des Bauchnabels.

Schlagen Sie mit der Faust dreißigmal in die geöffnete Hand.

Lassen Sie nach dem letzten Schlag die Faust in der rechten Hand ruhen.

Umschließen Sie mit den Fingern der rechten Hand leicht die Faust, wobei der rechte Daumen über dem linken liegt.

Atmen Sie schnell und kräftig sechsmal durch den Mund aus.

Betrachten Sie Ihre Hände und spüren Sie der Kraft nach.

Möchten Sie mehr wissen?

Das Wort *mudra* stammt aus dem Sanskrit, der klassischen Sprache der indischen Brahmanen. Es hat mehrere Bedeutungen, z. B. Geste, Symbol, Siegel, eine bestimmte Stellung der Hände.

Augen-, Finger- oder Körperhaltungen mit Symbolcharakter finden sich in der Kunst, Religion und beim Tanz. Dabei werden Gemütszuständen bestimmte Gesten und Körperhaltungen zugeordnet. Bestimmte Gesten und Körperhaltungen wiederum können das Gemüt positiv beeinflussen.

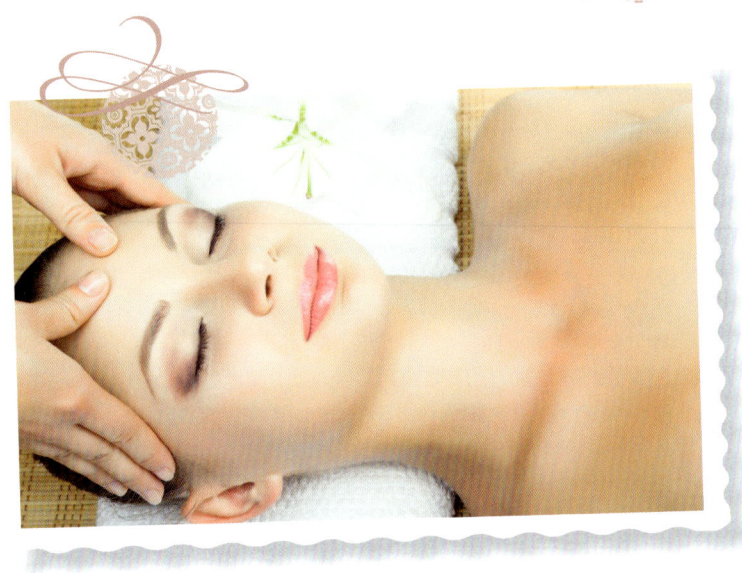

DEN GEIST BERUHIGEN

Mens intenta in corpore sano? Ein angespannter Geist in einem gesunden Körper? Die Übungen haben gewirkt, Ihr Körper ist wohlig entspannt, aber Ihr Geist spielt den Hyperaktiven und Sie kommen einfach nicht zur Ruhe? Hier ein Vorschlag, wie Sie ihm helfen können, ohne den Medizinschrank öffnen zu müssen.

AKUPRESSUR

Akupressur ist sozusagen Akupunktur ohne Nadeln. Sie brauchen dazu keine Hilfsmittel, nur Ihre Hände. Nach Auffassung der Traditionellen Chinesischen Medizin stimuliert das Drücken und Massieren bestimmter Punkte die Meridiane (Energieleitbahnen im Körper) und lässt das Chi, die Lebenskraft, wieder besser fließen.

Massieren Sie die beiden folgenden Punkte mit kreisrunden Bewegungen von Mittel- und Zeigefinger im Uhrzeigersinn für zwei bis drei Minuten.

Punkt des Dritten Auges – beruhigt den Geist

Dieser Punkt liegt in der Vertiefung zwischen der Nasenwurzel und der Mitte der Stirn, genau zwischen den Augenbrauen.

Göttliches Tor – lindert Nervosität und Anspannung, hilft beim Einschlafen

Dieser Punkt liegt in der Handgelenksfalte, in der gedachten Verlängerung des kleinen Fingers.

> »Ach, könnt' ich doch
> zum Augenblicke sagen,
> verweile noch, du bist so schön!«
>
> (frei nach J. W. von Goethe)

Möchten Sie mehr wissen?

Das Dritte Auge ist verbunden mit den Qualitäten der Weisheit und der Erkenntnis.

Ist es geöffnet, verfügen Sie über eine gute Intuition, eine gute Menschenkenntnis und eine sehr gute Konzentrationsfähigkeit. Übersinnliche Wahrnehmungen wie Hellsehen, Hellhören und Hellfühlen sind möglich.

Das göttliche Tor wird dem Herzmeridian zugeordnet. Er aktiviert die Herzenergie, harmonisiert die Seele, hilft bei Konzentrationsschwäche und lindert Angst.

Eine Akupressur oder Akupunktur dieses Punktes wirkt auch unterstützend, wenn Sie sich das Rauchen abgewöhnen wollen.

ACHTSAMKEIT FÜR DEN GEIST

Minutenlang einen Punkt zu massieren liegt Ihnen nicht so? Oder Sie können schon ganz gut abschalten? Dann möchte ich Sie einladen, Achtsamkeit für den Geist zu üben. Keine Angst, es ist kein großer Aufwand damit verbunden.

Ganz wach und bewusst im Augenblick sein, sich dessen bewusst zu sein, was gerade in Ihnen und um Sie herum passiert, die Beobachterposition einnehmen und keine Urteile und Wertungen vorzunehmen – Hand aufs Herz, wie oft gelingt Ihnen das? Vermutlich nicht sehr oft. Doch wenn es Ihnen gelingt, erinnern Sie sich noch lange danach an das gute Gefühl.

Was auch immer Sie als Nächstes tun – einen der Texte zum Nachdenken aus diesem Buch lesen, eines der Rezepte kochen, Badewasser einlaufen lassen, Öl in die Duftlampe füllen –, tun Sie es, so bewusst Sie können. Bleiben Sie mit Ihren Gedanken, so lange es geht, bei dem, was Sie gerade tun. Seien Sie ganz da.

Wenn Ihnen das schwerfällt, fragen Sie sich:

* Was sehe ich gerade?
* Was rieche ich?
* Was höre ich?
* Was fühle ich?
* Was schmecke ich?

Wenn Ihre Gedanken abschweifen, holen Sie sie zurück in diesen Augenblick. Machen Sie diese kleine Übung immer mal wieder im Laufe Ihres Bademanteltages und nehmen Sie sie auch mit in Ihren Alltag. Sie werden sich am Abend frischer und ruhiger fühlen als sonst.

Möchten Sie mehr wissen?

Die Achtsamkeitspraxis kommt ursprünglich aus dem Buddhismus. Wenn Sie Achtsamkeit im Kleinen üben, werden Sie offener für sich selbst, für Ihre Mitmenschen und Ihre Umwelt. Sie erlangen mehr innere Ruhe und mehr Gelassenheit und bekommen mit der Zeit eine klarere Sicht der Dinge. Die Neurobiologie bestätigt, dass Achtsamkeit trainiert werden kann und dass regelmäßiges Training zu nachweisbaren strukturellen Veränderungen im Gehirn führt, die mit Glücksgefühlen und einem Gefühl von Sicherheit in Zusammenhang stehen. Chronische Erkrankungen und das »Steckenbleiben« in negativen Gefühlen werden durch Achtsamkeit gelindert.

KURZMEDITATION

»Nichts als Ruhe und Entspannung und kein Ende in Sicht«, beschwert sich Ihr ruhig gestelltes Über-Ich? Beruhigen Sie es damit, dass die Kunst des Ausruhens ein Teil der Kunst des Arbeitens ist. Um Körper, Geist und Seele gleichermaßen zur Ruhe zu bringen, möchte ich Ihnen die Meditation empfehlen.

Meditation ist eine uralte spirituelle Praxis, die sich in allen Kulturen findet. Meditieren ist nichts Kompliziertes. Es bedeutet einfach nur:

* ganz da und bei sich zu sein
* bewusst den Augenblick zu erleben
* den Gedankenstrom zur Ruhe kommen zu lassen
* die eigenen Gefühle und Gedanken sowie den Körper wahrzunehmen

Suchen Sie sich einen bequemen Platz zum Meditieren und planen Sie zehn Minuten Zeit ein. Meditieren Sie am besten im Sitzen. Wenn Sie sehr angespannt sind, können Sie im Liegen leicht einschlafen.

Lockern Sie unbequeme Kleidung, richten Sie Ihre Wirbelsäule locker auf und legen Sie die Handflächen nach oben geöffnet auf die Oberschenkel.

Alles, was Sie tun sollen, ist, Ihren Atem zu beobachten. Sein stetiges Ein- und Ausströmen.

Beobachten Sie den Atem, ohne ihn zu beeinflussen.

Wenn Ihre Gedanken wandern, konzentrieren Sie sich wieder auf Ihre Atmung. Sie werden bemerken, wie der Geist mit der Zeit ruhiger wird.

Vielleicht spüren Sie ein Gefühl von Lebendigkeit, Stabilität oder innerem Frieden. Genießen Sie den Zustand für ein paar Minuten.

Bevor Sie die Meditation beenden, atmen Sie einmal tief ein und aus, blinzeln Sie, bewegen Sie Hände und Füße und räkeln Sie sich.

Möchten Sie mehr wissen?

Nur zehn Minuten Meditation täglich können Ihre Gesundheit entscheidend verbessern. Regelmäßige Meditation bewirkt nachweisbare positive Veränderungen im Gehirn. Zum Beispiel werden die Regionen des Gehirns, die für Angst, Depressionen und Schmerz verantwortlich sind, »heruntergeregelt«. Das Immunsystem arbeitet besser. Nach nur acht Wochen regelmäßiger Meditation lässt sich eine deutliche Zunahme der grauen Hirnsubstanz verzeichnen. Es besteht ein Zusammenhang zwischen einem überdurchschnittlichen IQ und dem Volumen an grauer Substanz in den Gehirnarealen für Aufmerksamkeit, Gedächtnis und Sprache.

AFFIRMATION FÜR EINSTEIGERINNEN

Affirmationen sind bewusst formulierte positive Gedanken, die uns beim Erreichen unserer Ziele und beim Erfüllen unserer Wünsche helfen können. Sie sind hilfreich, wenn Sie in negativen Gedanken feststecken, sich häufig Sorgen machen, grübeln und das Leben zu schwer nehmen. Beginnen Sie mit Affirmationen zu einem bestimmten Thema: Gesundheit, Beziehungen etc. Formulieren Sie einige positive Sätze dazu, vermeiden Sie dabei Verneinungen. Wählen Sie Sätze aus, die Ihnen ein gutes Gefühl verschaffen. Lesen oder schreiben Sie diese Sätze mindestens einmal täglich und spüren Sie die Gefühle von Zufriedenheit, Wohlbefinden, Freude usw., die dabei auftauchen. Sie können auch Post-its mit Affirmationen in Ihrer Wohnung verteilen. Regelmäßiges Arbeiten mit Affirmationen lässt neue Denkmuster entstehen und kann die Grundlage für Gesundheit und Wohlbefinden schaffen. Sehr wahrscheinlich werden bei Ihrer Arbeit mit Affirmationen Widerstände oder negative Kommentare auftauchen. Nehmen Sie diese zur Kenntnis, sagen Sie zu jedem einzelnen »Danke, dass du vorbeigekommen bist«, und lassen Sie sie wieder ziehen. Als Affirmation für den heutigen Bademanteltag möchte ich Ihnen vorschlagen:

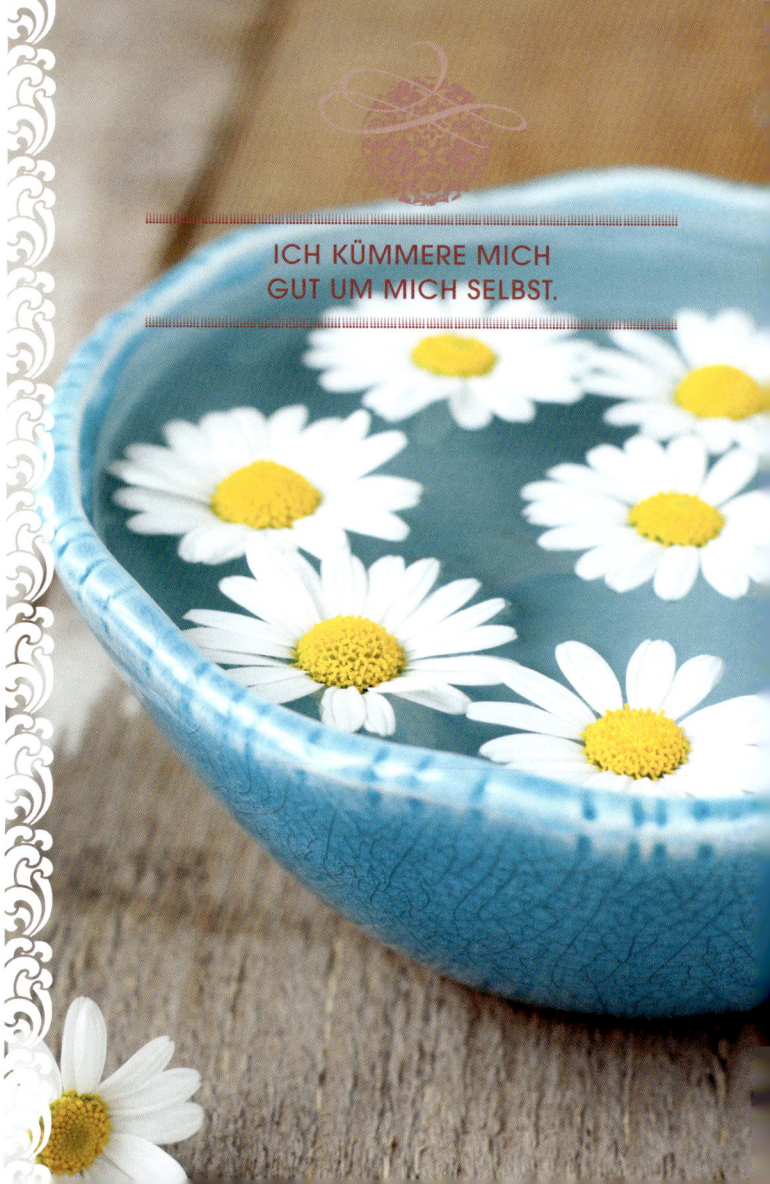

ICH KÜMMERE MICH GUT UM MICH SELBST.

DER SEELE NAHRUNG GEBEN

Wenn Körper und Geist entspannt sind, kann sich die Seele entfalten, heißt es in Therapiekreisen. Was ist die Seele? Was verbinden Sie mit dem Wort? Sie sollen hier nicht zum Philosophen werden. Fangen Sie einfach klein und pragmatisch an, sich auch in diesem Bereich Gutes zu tun. Lernen Sie Ihre innere Stimme etwas besser kennen. Innere Stimme, fragen Sie? Ja, diese leise Stimme, die wir so oft ignorieren, verdrängen oder für die wir keine Zeit haben und die uns doch so viel zu sagen hat.

AUTOMATISCHES SCHREIBEN

* Wenn Sie sich mit einem Problem beschäftigen, das der Verstand nicht lösen kann
* Wenn Sie immer wieder in die gleiche unerfreuliche Situation geraten
* Wenn Sie das Gefühl haben, destruktive alte Überzeugungen machen Ihnen das Leben schwer

Stellen Sie eine Stoppuhr auf fünfzehn Minuten. Nehmen Sie Stift und Papier zur Hand. Greifen Sie den Stift mit der Hand, mit der Sie normalerweise nicht schreiben. Konzentrieren Sie sich einen Moment, indem Sie die Augen schließen oder Kringel auf das Papier zeichnen.

Beginnen Sie dann zu schreiben. Denken Sie nicht darüber nach, urteilen Sie nicht, lassen Sie die Dinge fließen. Verbessern Sie nichts und erhöhen oder verringern Sie Ihre Schreibgeschwindigkeit nicht willentlich.
Schreiben Sie für den Anfang nicht länger als die geplante Viertelstunde. Wenn Sie Erfahrungen mit dieser Übung gesammelt haben, können Sie auch ohne Zeitvorgabe schreiben.

Möchten Sie mehr wissen?

Diese Methode, die einen Zugang zum Unterbewusstsein ermöglicht, stammt ursprünglich von dem französischen Psychotherapeuten Pierre Janet (1859–1947) und wurde in den 1920er-Jahren von den Surrealisten als künstlerische Methode verwendet.
Es ist eine einfache, unkomplizierte Methode, die Ihnen u. a. helfen kann, innere Blockaden aufzuspüren, das Erinnerungsvermögen zu stärken oder Fragen zu beantworten, mit denen Ihr Intellekt überfordert ist.

VERWÖHNANWENDUNGEN

Die hier vorgestellten Anwendungen folgen dem Motto Ihres ersten Bademanteltages: unkompliziert, schnell und ohne Schnickschnack. Viele der Zutaten werden Sie zu Hause haben, die Zubereitung wird Ihnen leicht von der Hand gehen. So können Sie sich auf das Wesentliche konzentrieren, nämlich darauf, zur Ruhe zu kommen und zu entspannen.

CHECKLISTE – DAS SOLLTEN SIE ZU HAUSE HABEN

* ätherische Öle: Melisse, Minze, Rosmarin, Citrus
* Bier
* Honig
* Meersalz
* Milch
* Olivenöl
* Zitrone, unbehandelt
* Zucker

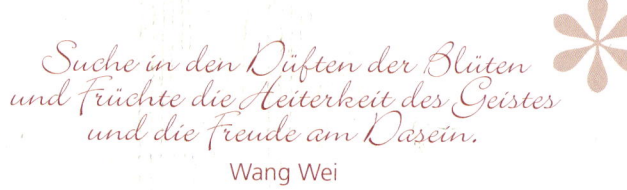

Suche in den Düften der Blüten und Früchte die Heiterkeit des Geistes und die Freude am Dasein.
Wang Wei

DER DUFT DES ERSTEN BADEMANTELTAGES: CITRUS

Aromatherapie ist eine einfache und schnelle Möglichkeit, das Wohlbefinden zu steigern. Die duftenden Bestandteile der ätherische Öle verdunsten, ohne Rückstände zu hinterlassen. Sehr feine Tröpfchen verteilen sich im Raum. Unser Geruchssinn ist im biologisch ältesten Teil unseres Gehirns angesiedelt. Angenehme Düfte wirken daher äußerst wohltuend bis in die Tiefen der Seele.

Citrusöl schenkt Klarheit und geistige Frische, wirkt anregend und belebend, regt die Fantasie an und macht gute Laune. Das Immunsystem wird gestärkt, der Energiestoffwechsel erhöht, körperliche und seelische Regeneration werden gefördert – alles beste Voraussetzungen für einen erholsamen Bademanteltag!

Füllen Sie das Schälchen der Duftlampe zu zwei Dritteln mit Wasser und geben Sie ca. fünf Tropfen Citrusöl hinzu. Wenn Sie keine Duftlampe haben, können Sie das Öl auch auf einen Duftstein oder auf ein Stofftaschentuch tropfen. In dem Fall brauchen Sie einen bis zwei Tropfen Öl.

♦

OLIVENÖL-ZUCKER-GESICHTSMASKE FÜR WEICHE, ZARTE HAUT

½ TASSE WEISSER ZUCKER
OLIVENÖL

Geben Sie den Zucker in ein Gefäß und füllen Sie mit so viel Olivenöl auf, dass ein fester Brei entsteht. Diesen Brei auf das Gesicht auftragen und ca. fünfzehn Minuten einwirken lassen. Mit lauwarmem Wasser abwaschen und wie gewohnt pflegen.

* *Olivenöl schützt und pflegt, hemmt Entzündungen.*

MEERSALZ-HONIG-MILCH-PEELING FÜR GLATTE UND ENTSPANNTE HAUT

2 EL MEERSALZ
1 EL HONIG
1 EL MILCH

Die Zutaten gut miteinander vermischen. In die feuchte Gesichtshaut einmassieren und mit lauwarmem Wasser gründlich abspülen.

* *Meersalz macht die Haut weich und zart und fördert ihre Regenerationsfähigkeit.*
* *Honig bindet viel Feuchtigkeit, macht die Haut geschmeidig, fördert Heilungsprozesse.*
* *Milch ist eines der ältesten Schönheitsmittel der Welt. Sie pflegt und beruhigt die Haut, schützt vor Austrocknung, glättet und regeneriert.*

MILCH-HONIG-BAD – BADEN WIE KLEOPATRA

1 BIS 2 EL HONIG
1 L MILCH

Lösen Sie den Honig in der Milch auf. Geben Sie diese Mischung ins Badewasser und baden Sie fünfzehn bis zwanzig Minuten. Spülen Sie sich nach dem Bad nur mit warmem Wasser ab, verwenden Sie keine Seife und kein Duschgel.

* *Honig bindet viel Feuchtigkeit, macht die Haut geschmeidig, fördert Heilungsprozesse.*
* *Milch ist eines der ältesten Schönheitsmittel der Welt. Sie pflegt und beruhigt die Haut, schützt vor Austrocknung, glättet und regeneriert.*

MELISSE-ROSMARIN-MINZ-MASSAGEÖL ZUR HIMMLISCHEN ENTSPANNUNG

2 TROPFEN MELISSENÖL
1 TROPFEN ROSMARINÖL
1 TROPFEN MINZÖL
1 EL OLIVENÖL

Geben Sie die ätherischen Öle in das Olivenöl und vermischen Sie alles gut. Vor allem auf die verspannten Bereiche auftragen und leicht einmassieren.

* *Melissenöl wirkt adstringierend, straffend und fördert die Regeneration der Haut.*
* *Rosmarinöl fördert die Durchblutung und die Regeneration der Haut.*
* *Minzöl kühlt, erfrischt und wirkt desinfizierend.*
* *Olivenöl schützt und pflegt, hemmt Entzündungen.*

BIERSPÜLUNG FÜR FEINES HAAR

½ FLASCHE BIER

Die Haare wie gewohnt waschen, dann das Bier über den Kopf schütten. Nicht ausspülen. Der Geruch verschwindet von allein wieder. Wenn die Haare trocken sind, fühlen sie sich leicht hart und klebrig an. Gründlich ausbürsten, danach sind sie weich und haben mehr Volumen.

* *Bier sorgt für fülliges, glänzendes Haar.*

OLIVENÖL-ZITRONEN-BAD FÜR SCHÖNE HÄNDE

¼ L OLIVENÖL
SAFT VON ½ ZITRONE, UNBEHANDELT

Olivenöl und Zitronensaft zusammen leicht erwärmen. Die Hände fünf bis zehn Minuten darin baden. Anschließend das Öl in Haut und Nägel einmassieren.

* *Olivenöl schützt und pflegt, hemmt Entzündungen.*
* *Zitronensaft wirkt durchblutungsfördernd, strafft die Haut, erhält den Säureschutzmantel.*

MEERSALZ-MILCH-FUSSBAD FÜR GESCHMEIDIGE FÜSSE

3 EL MEERSALZ
1 L MILCH

Das Meersalz in eine Schüssel geben, die Milch aufkochen und das Salz damit übergießen. Auf eine angenehme Temperatur abkühlen lassen. Die Füße ca. fünfzehn Minuten darin baden. Das macht nicht nur die Füße weich und geschmeidig, sondern stärkt das Immunsystem.

* *Meersalz macht die Haut weich und zart und fördert ihre Regenerationsfähigkeit.*
* *Milch ist eines der ältesten Schönheitsmittel der Welt. Sie pflegt und beruhigt die Haut, schützt vor Austrocknung, glättet und regeneriert.*

KULINARISCHE KÖSTLICHKEITEN

(Selbst-)Liebe geht durch den Magen. Nachdem Sie Gesichtsmaske, Handbad, Haarspülung und/oder Massage genossen haben, zelebrieren Sie jetzt Ihr Essen. Decken Sie den Tisch, wie Sie es für Besuch tun würden. Falten Sie Ihre Serviette. Wünschen Sie sich selbst »guten Appetit!«. Kurz gesagt: Machen Sie es sich schön!

In dem nun folgenden Rezeptteil finden Sie ein Getränk, einen Snack, eine Suppe und etwas Süßes.

Die Rezepte sind auch für Ungeübte leicht zu kochen. Was Sie dafür einkaufen müssen, bekommen Sie im Supermarkt. Die Zutaten, die vor Stressfolgen schützen und das Nervensystem stärken, sind kurz erläutert.

⁓SALBEI-MINZ-LIMONADE⁓

Wenn das Leben dir eine Zitrone schenkt,
mach Salbei-Minz-Limonade daraus!

FÜR 1 GLAS

1 ¼ ZITRONE

1 EL HONIG

¼ ZITRONE

¼ BUND SALBEI

¼ BUND MINZE

Eine Zitrone auspressen, den Saft mit dem Honig und dem Wasser für ein Glas glatt rühren.

2 bis 3 Salbeiblätter mit der Minze fein hacken und mit der Zitronenlimonade verrühren

1 Stunde kalt stellen, dann durch ein Sieb gießen.

Die ¼-Zitrone in dünne Scheiben schneiden. Die Zitronenscheiben und den restlichen Salbei in ein Glas geben und mit der Limonade auffüllen.

Nach Bedarf noch einmal kalt stellen.

✱ *Salbei stärkt das Nervensystem, mildert stressbedingte Symptome, verhilft zu Ausgeglichenheit und Entspannung und wirkt gegen Ermüdung und Erschöpfung.*

✱ *Minze wirkt erfrischend und belebend.*

⁓KOKOS-INGWER-TOAST⁓

Wenn kein Kuchen da ist, schmeckt auch das Brot gut. Sprichwort aus Ungarn

(ZUTATEN FÜR 4 KLEINE SCHEIBEN)

3 CM FRISCHER INGWER

80 ML CREMIGE KOKOSMILCH, UNBEHANDELT

1 EL BRAUNER ZUCKER

4 KLEINE BAGUETTE-SCHEIBEN

Den Ingwer schälen und in hauchdünne Scheiben schneiden. Der Ingwer sollte ganz frisch und möglichst ohne Fasern sein. Hobeln Sie ggf. nur die äußere Schicht ab.

Ingwerscheiben, Kokosmilch und Zucker verrühren.
Die Baguette-Scheiben auf dem Grill leicht bräunen.
Die warmen Brotscheiben mit der Kokos-Ingwer-Mischung
beträufeln.

* *Ingwer stärkt die Abwehrkräfte und kräftigt Körper
  und Seele in Zeiten der Belastung.*
* *Kokosmilch wirkt positiv auf das Gedächtnis und
  erzeugt Wärme im Körper.*

APFEL-QUARK-AUFLAUF
Nicht nur sauer macht lustig.

(ZUTATEN FÜR 1 PORTION)
1 ½ ÄPFEL
100 G HASELNÜSSE, GEHACKT
125 G QUARK
½ PACKUNG PUDDINGPULVER VANILLE
½ EL GRIESS
1 EI
ZUCKER
ZIMT

Den Ofen auf 160 °C vorheizen.
Die Äpfel vierteln und das Kerngehäuse herausschneiden.
In eine kleine hohe Auflaufform geben und mit etwas Zimt
bestäuben. Die Haselnüsse darauf verteilen.
Das Ei trennen.

Das Eiweiß mit 1 TL Zucker schlagen, bis die Masse schnitt-
fest ist.
Quark, Puddingpulver, Grieß und Eigelb zu einer glatten
Masse verrühren. Nach Belieben Zucker dazugeben.
Das geschlagene Eiweiß unter die Masse heben, alles über
die Äpfel geben.
Zwanzig Minuten backen und heiß servieren.

* *Äpfel stärken die Nerven, wirken blutreinigend und
  schützen Haut und Augen in Zeiten der Belastung. An
  apple a day keeps the doctor away.*
* *Kleine Nuss, große Wirkung! Haselnüsse enthalten
  fast doppelt so viel Calcium wie Milch, außerdem viel
  Magnesium (für die Nerven) und viel Zink (für die
  Abwehr).*
* *Quark macht stark. Er enthält hochwertiges Eiweiß
  und fast so viel Calcium wie Milch.*

MÖHREN-KOKOSMILCH-SUPPE

Gute Suppe ist besser als zäher Braten. Sprichwort

4 MÖHREN
1 KARTOFFEL
2 FRÜHLINGSZWIEBELN
½ EL BUTTERSCHMALZ
1 KNOBLAUCHZEHE, GEHACKT ODER AUSGEPRESST
½ CHILISCHOTE, SCHARF

½ L GEMÜSEBRÜHE
200 ML KOKOSMILCH
SALZ
WEISSER PFEFFER
ZUM GARNIEREN:
PETERSILIE, GEHACKT
PINIENKERNE, GERÖSTET
SONNENBLUMENKERNE, GERÖSTET

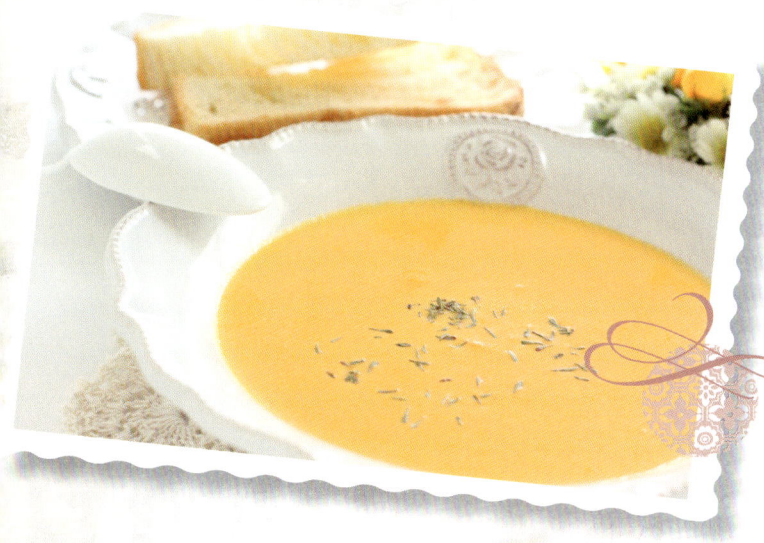

Die Möhren und die Kartoffel schälen und in grobe Würfel schneiden.

Die Frühlingszwiebeln waschen und klein schneiden.

Das Butterschmalz bei kleiner Flamme im Topf zergehen lassen.

Die Frühlingszwiebeln und die Knoblauchzehe dazugeben. Alles leicht anschwitzen.

Möhren- und Kartoffelwürfel und die Chilischote dazugeben, kurz kräftig mit andünsten. Mit der Hälfte der Brühe und der Kokosmilch ablöschen.

Kochen lassen, bis das Gemüse weich ist. Mit dem Pürierstab zu einer cremigen Masse verrühren. Je nach Konsistenz von der anderen Hälfte der Gemüsebrühe so viel hinzugeben, bis die gewünschte Konsistenz erreicht ist.

Noch einmal aufkochen lassen, mit Salz und Pfeffer abschmecken.

Ganz nach Geschmack mit Petersilie, Pinienkernen oder Sonnenblumenkernen garnieren.

* *Möhren wirken als Energiespender, aktivieren das Immunsystem und schützen gegen zellschädigende Substanzen, die u. a. durch Stress entstehen.*
* *Kokosmilch wirkt positiv auf das Gedächtnis und erzeugt Wärme im Körper.*
* *Petersilie fördert die Durchblutung und sorgt für einen frischen Teint.*
* *Pinienkerne haben von allen Nüssen den höchsten Gehalt an Vitamin B1, das für die gesunde Funktion der Nervenzellen unentbehrlich ist.*
* *Sonnnenblumenkerne enthalten u. a. viel Eisen und Magnesium. Beides braucht der Körper vermehrt in Zeiten hoher Belastung.*

LITERATUREMPFEHLUNGEN FÜR DEN ERSTEN BADEMANTELTAG

Thich Nhat Hanh: *Das Wunder der Achtsamkeit – Einführung in die Meditation.* Bielefeld 2009.
Gertrud Hirschi: *Mudras. FingerYoga für Gesundheit, Vitalität und innere Ruhe.* München 2003.
Jennifer Louden: *Tu dir gut – Das Wohlfühlbuch für Frauen.* München 2004.

LINKS ZU WEITERFÜHRENDEN INFORMATIONEN

www.simplify.de – ein einfacher Weg zu einem bewussten und erfüllten Leben in einer komplexen Welt
www.zeitzuleben.de – online-Ratgeber für Persönlichkeitsentwicklung und Lebensgestaltung

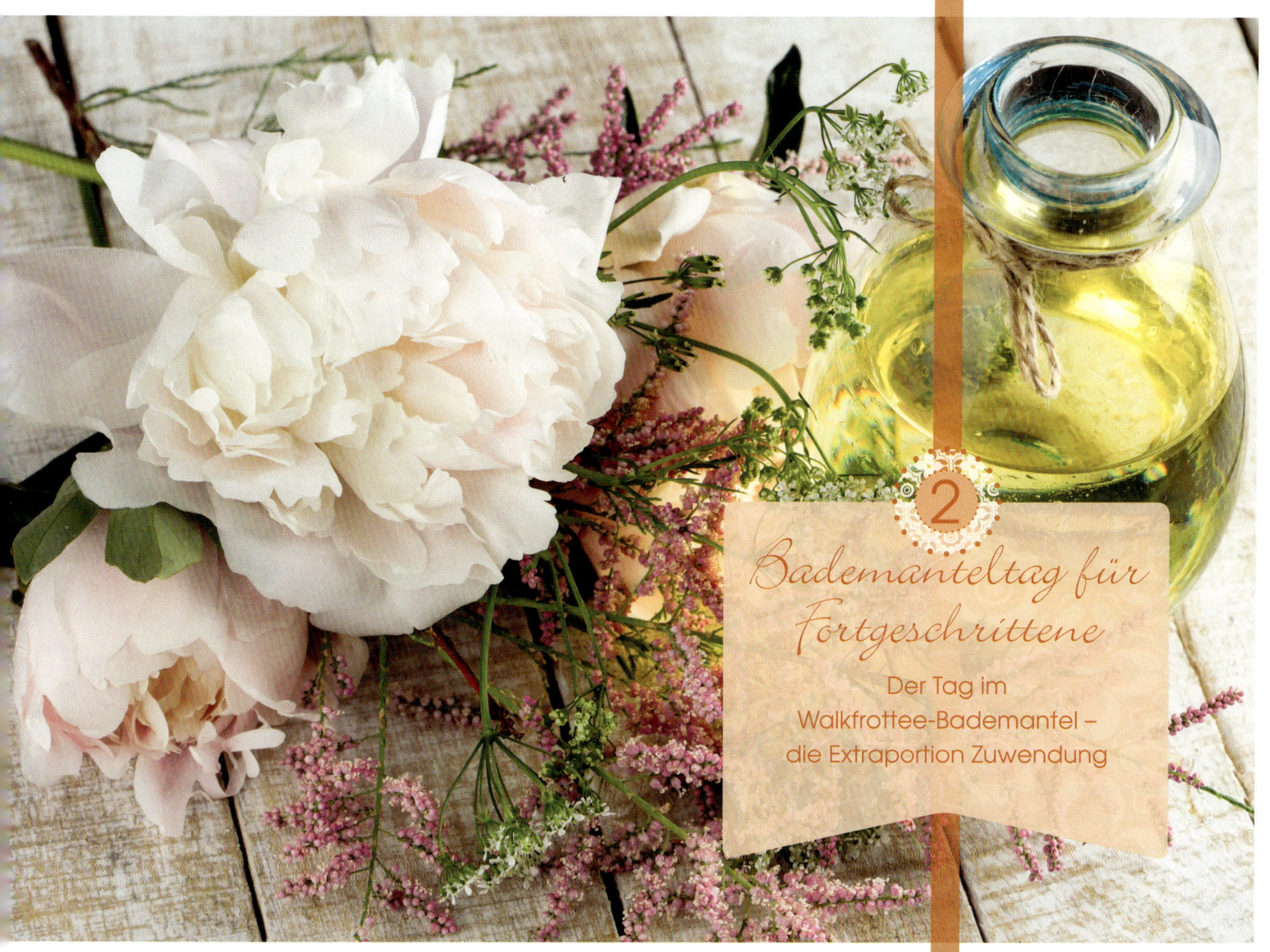

2

Bademanteltag für Fortgeschrittene

Der Tag im
Walkfrottee-Bademantel –
die Extraportion Zuwendung

CHECKLISTE
Dieser Bademanteltag ist der richtige für Sie, wenn Sie sich in den folgenden Beschreibungen wiederfinden:

Sie freuen sich über die Zeit, die Sie jetzt haben, wissen jedoch gar nicht so genau, was Ihnen eigentlich guttut? Sie legen erst mal die Füße hoch und hören Ihre Lieblingsmusik, doch bevor der erste Titel zu Ende ist, scheucht Ihr schlechtes Gewissen Sie schon wieder hoch?

Sie haben sich endlich einen freien Nachmittag erkämpft, geben ihn jedoch wieder auf, weil Ihr Jüngster mit der Ankündigung herausrückt, dass er morgen eine Mathearbeit schreibt und dringend noch mit Ihnen üben muss?

Sie opfern Ihre freie Zeit, ärgern sich aber darüber? Ihr Kiefer schmerzt schon, weil Sie viel zu oft lächelnd »ja, natürlich« sagen, statt »nein, jetzt kann ich nicht«? Dabei würden Sie sich so gern endlich mal richtig gut um sich selbst kümmern, statt immer um die anderen?

◆

Wahre Meisterschaft wird dadurch erlangt,
den Dingen ihren Lauf zu lassen.
Laotse

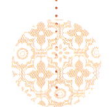

WAS SIE FÜR DIESEN BADEMANTEL-TAG BRAUCHEN:
* ein paar Stunden Zeit
* einen Walkfrottée-Bademantel
* ein Paar warme Socken
* eine Decke oder eine Yoga-Matte
* eine Duftlampe
* ätherisches Vanilleöl in Bio-Qualität
* ein extra schönes Notizheft
* einen extra schönen Füller oder Kugelschreiber

ZUR VORBEREITUNG:
* Familie und Freunden erklären, dass Sie heute freihaben und nicht gestört werden wollen
* das Handy ausschalten
* den Anrufbeantworter anmachen
* die Türklingel abstellen
* Lieblingsmusik auswählen
* wenn nötig, die Heizung aufdrehen
* die Duftlampe bereitstellen

und natürlich … den Bademantel anziehen!

HERZLICH WILLKOMMEN …

… zu Ihrem Walkfrottee-Bademanteltag unter dem Motto: die Extraportion Zuwendung. Sie möchten lernen, öfter mal Nein zu sagen und sich so mehr Zeit und mehr Freiräume ganz für sich allein zu schaffen?

Sie wissen eigentlich schon, wann Ihnen Bewegung guttut und wann es für Sie besser ist, sich mit einem Buch, einer Tasse Tee und einer Wärmflasche aufs Sofa zu legen, nur mit der Umsetzung hapert es noch?

Hin und wieder gönnen Sie sich sogar einen kleinen Luxus, aber es muss unkompliziert sein und darf nicht allzu viel Zeit kosten?

In diesem Kapitel finden Sie Anwendungen und Rezepte, die nicht schwer zuzubereiten sind, aber kleine Extraportionen enthalten: Rosenwasser, Mohnkörner, echter Lavendel und Ylang Ylang in den Kosmetikanwendungen sowie Kardamom, Koriander und Süßkartoffel in den Kochrezepten.

Extraportionen Inspiration, Kraft und Mut bekommen Sie in den Kapiteln für Körper, Geist und Seele.

Wenn Sie sich für diesen Bademanteltag entschieden haben, dann haben Sie die ersten Schritte zur Freiheit schon getan. Loben Sie sich dafür und übertreiben Sie ruhig ein bisschen dabei. Die meisten Frauen sind so ausgehungert nach ehrlichem Lob, dass ein bisschen Übertreibung nicht schadet. Oder kennen Sie jemanden, der sich von einer Überdosis Lob nicht mehr erholt hat? Nein? Na also. Fangen Sie an, sich zu loben, jetzt sofort, und zwar nach Kräften!

Wenn Sie die Überdosis Lob verkraftet haben (davon gehe ich aus!), lassen Sie uns noch ein wenig beim Thema bleiben. Was denken Sie über Extraportionen? Freuen Sie sich, wenn Ihnen eine in den Schoß fällt? Oder ist das etwas, wofür Sie glauben, sich anstrengen zu müssen? Sagen Sie freudig »vielen Dank«, wenn Sie eine angeboten bekommen, in dem Bewusstsein, dass Sie die verdient haben? Oder nehmen Sie sie an, haben jedoch ein schlechtes Gewissen und überlegen fieberhaft, mit welcher Extraleistung Sie das rechtfertigen können?

Ist Annehmen für Sie eine Freude oder eher eine Qual? Wie gut können Sie etwas annehmen? Nehmen Sie Komplimente an mit einem Dankeschön – oder werten Sie sie sofort ab und spielen sie herunter?

Können Sie sich freuen über ein unerwartetes Geschenk – oder denken Sie sofort über ein Gegengeschenk nach?

Können Sie Geldzuwendungen annehmen – oder fühlen Sie sich besser, wenn Sie selbst Geldgeschenke machen?

Schreiben Sie die Antworten in Ihr Notizheft und lesen Sie an späteren Bademanteltagen immer mal wieder nach. Achten Sie darauf, was sich verändert.

ZUR EINSTIMMUNG

Der folgende Text wird irrtümlich Jorge Luis Borges, einem argentinischen Schriftsteller und Bibliothekar, zugeschrieben. Tatsächlich stammt er von einer unbekannten Quelle. Er verdeutlicht sehr schön, wie wichtig es ist, das Leben wirklich zu leben, Augenblick für Augenblick, und die Geschenke des Augenblicks anzunehmen, ganz ohne Wenn und Aber.

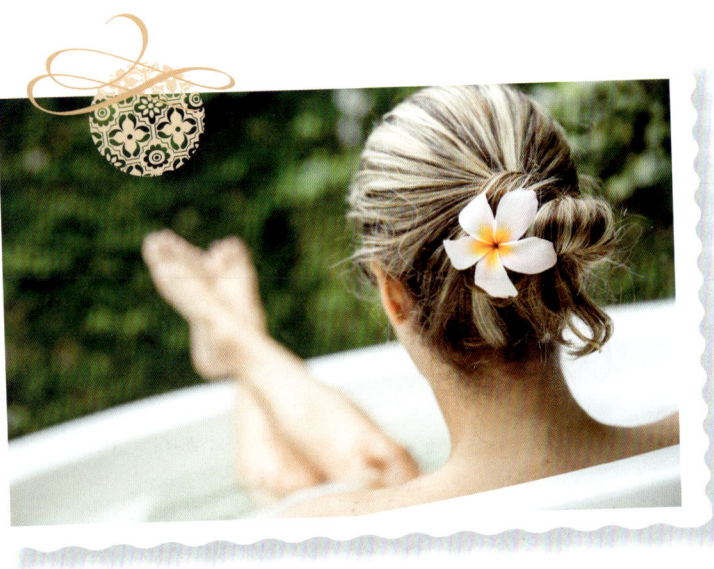

Wenn ich mein Leben noch einmal leben könnte

Im nächsten Leben würde ich versuchen, mehr
Fehler zu machen.
Ich würde nicht so perfekt sein wollen.
Ich würde mich mehr entspannen.
Ich wäre ein bisschen verrückter,
als ich es gewesen bin.
Ich würde viel weniger Dinge so ernst nehmen.
Ich würde nicht so gesund leben.
Ich würde mehr riskieren,
würde mehr reisen,
mehr Sonnenuntergänge betrachten,
mehr Bergsteigen,
mehr in Flüssen schwimmen.
Ich war einer dieser klugen Menschen,
die jede Minute ihres Lebens
fruchtbar verbrachten.
Freilich hatte ich auch Momente der Freude,
aber wenn ich noch einmal anfangen könnte,
würde ich versuchen, nur mehr gute
Augenblicke zu haben.
Falls Sie es noch nicht wissen,
aus diesen besteht nämlich das Leben,
nur aus Augenblicken.
Vergessen Sie nicht den jetzigen.

Wenn ich noch einmal leben könnte,
würde ich von Frühlingsbeginn an
bis in den Spätherbst hinein barfuß gehen.
Und ich würde mehr mit Kindern spielen,
wenn ich das Leben noch vor mir hätte.
Aber sehen Sie ... ich bin 85 Jahre alt
und weiß, dass ich bald sterben werde.

THEMA DES ZWEITEN BADEMANTELTAGES: DIE EIGENEN WÜNSCHE UND BEDÜRFNISSE WIEDERENTDECKEN

Wenn Sie schon länger »an sich selbst vorbeigelebt haben«, müssen Sie Ihre Wünsche und Bedürfnisse erst wieder freischaufeln, aber keine Sorge – das dauert nicht ewig. Und bis Sie das geschafft haben, warten Ihre Wünsche und Bedürfnisse geduldig und vertrauensvoll auf Sie. Fallen Ihnen spontan gleich welche dazu ein?

Holen Sie einen Wunsch nach dem anderen aus der Versenkung. Klopfen Sie den Staub ab. Polieren Sie ihn ein wenig. Und schon wird er beginnen, Sie anzustrahlen.

Bleiben Sie, solange es geht, in der Freude darüber, einen alten Wunsch, ein gut verborgenes Bedürfnis wiederentdeckt zu haben. Begrüßen Sie ihn wie einen alten Freund, den Sie lange nicht gesehen haben.

Schauen Sie genau hin. Beschäftigen Sie sich mit ihm. Fragen Sie nach Details. Je besser Sie Ihren Wunsch, Ihr Bedürfnis kennenlernen, desto leichter wird es Ihnen fallen, für die Erfüllung zu sorgen.

Lassen Sie sich nicht entmutigen, wenn Sie beim geringsten Anlass (eine hochgezogene Augenbraue, eine unfreundliche Bemerkung, der Vorwurf des Egoismus) gleich wieder zur Schaufel greifen, um die gefundenen Schätze wieder zu verstecken – vor sich selbst und vor Ihrer Umwelt. Manchmal geht es nicht anders als »zwei Schritte vor und einen zurück«. Bleiben Sie freundlich und geduldig mit sich.

Nehmen Sie die Gefühle wahr, die vielleicht bei dieser Wunschexpedition auftauchen können: Scham, Schuldgefühle, Trauer, Wehmut etc. Laden Sie sie auf einen Kaffee ein, hören Sie ihnen genau zu. Und dann lassen Sie sie in Frieden gehen.

Bei der (Wieder-)Entdeckung Ihrer Wünsche und Bedürfnisse möchte ich Sie einladen, noch einen Schritt weiterzugehen. Haben Sie einen Lebenstraum? Eine große Vision? Etwas, was Sie antreibt, seit Sie ein kleines Mädchen waren? Vielleicht ist das Singen Ihre große Leidenschaft und Sie haben einfach schon viel zu lange keine Zeit mehr dafür gehabt?

Oder Sie träumen schon lange davon, in den Himalaya zu reisen, aber es fehlte Ihnen immer an Zeit, an Geld oder an Mut?

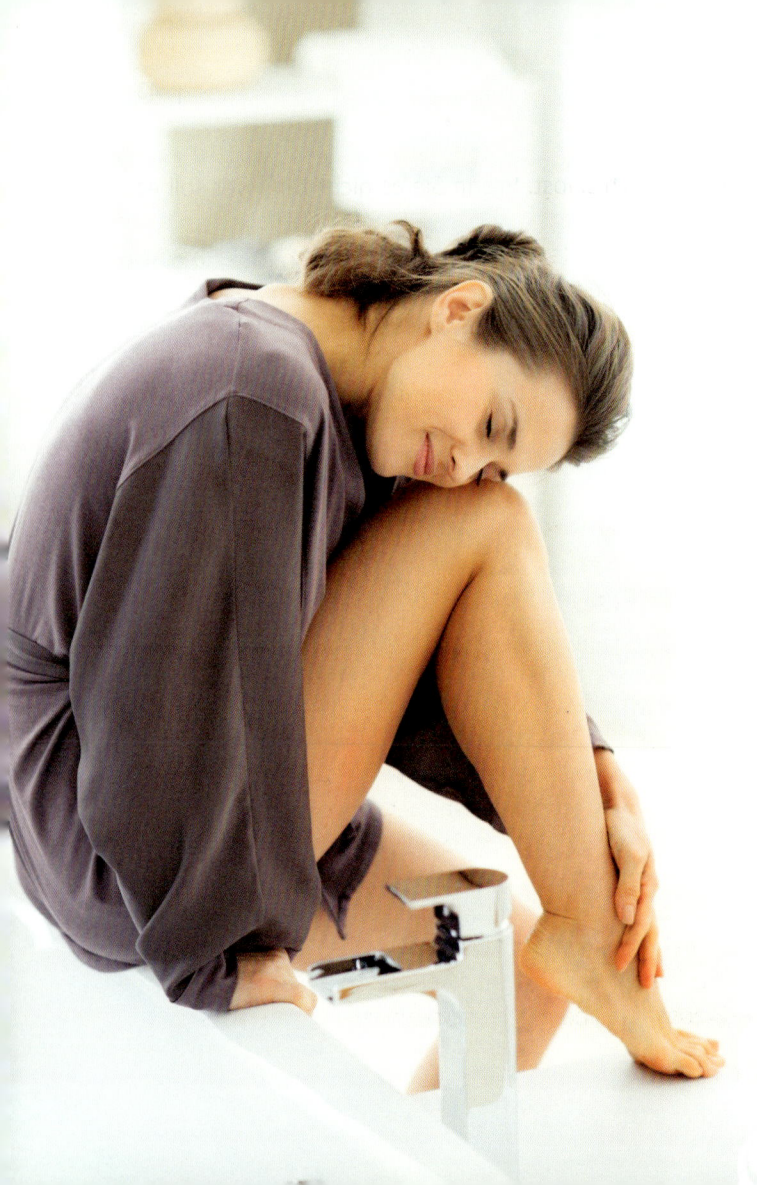

Haben Sie einen streng gehüteten Plan, den Sie niemandem anvertrauen mögen und den Sie sich selbst immer wieder versuchen auszureden, weil er so albern ist?

Was auch immer es sein könnte – machen Sie sich auf die Suche danach. Wenn Ihnen das sehr schwerfällt, bitten Sie um Führung, um »Hilfe von oben«. Dieser Traum, den Sie haben, kann nur durch Sie in diese Welt kommen, durch niemand anderen. Vielleicht können Sie ihn nicht zu hundert Prozent verwirklichen. Aber fangen Sie wenigstens an und verwirklichen Sie zehn Prozent. Vielleicht schaffen Sie ja auch vierzig Prozent oder sogar mehr. Fangen Sie an. Heute noch. Ihre Träume sind der Nährboden für Ihre Seele, Ihre Kraftquelle. Lassen Sie sie nicht weiter ungenutzt im Verborgenen vor sich hin modern.

Wenn Sie davon träumen, wieder zu singen, dann fangen Sie an. Jetzt sofort. Je mutiger Sie werden, desto eher können Sie sich nach einer Gesangslehrerin erkundigen. Wenn Sie nicht einmal in der Woche eine Stunde nehmen können, dann wenigstens einmal in vierzehn Tagen. Ist das auch nicht möglich, dann kaufen Sie sich eine CD mit Opernarien und singen Sie mit.

Wovon auch immer Sie träumen – gehen Sie jetzt sofort einen winzig kleinen Schritt auf Ihren Traum zu. Hören Sie auf, zu seufzen, zu jammern und Ausflüchte/Entschuldigungen/Gegenargumente zu suchen. Setzen Sie sich in Bewegung. Lassen Sie sich was einfallen! Jetzt.

DIE BEDÜRFNISSE DES KÖRPERS WAHRNEHMEN

*Tu deinem Leib etwas Gutes,
damit deine Seele Lust hat,
darin zu wohnen.*
Teresa von Avila

Für diesen Bademanteltag möchte ich Ihnen Folgendes vorschlagen: Überlassen Sie Ihrem Körper das Kommando, nicht Ihrem Kopf. Fragen Sie sich, was genau Ihr Körper braucht. Hören Sie ihm zu und erfüllen Sie, wenn irgend möglich, seine Bedürfnisse. Wenn Sie Schlaf brauchen, dann schlafen Sie und ärgern Sie sich nicht über die scheinbar vertane Zeit.

Wenn Sie Hunger haben, essen Sie. Schieben Sie sich nicht nebenbei etwas in den Mund, während Sie irgendetwas anderes erledigen. Setzen Sie sich hin und nehmen Sie sich die Zeit, das Essen wirklich zu schmecken und gründlich zu kauen. Wenn Sie keinen Hunger haben, essen Sie nicht. Punkt.

Trinken Sie genug? Wenn nicht, dann beginnen Sie heute damit. Stellen Sie sich eine Flasche Wasser und ein Glas hin, damit Sie daran erinnert werden, regelmäßig zu trinken. Nehmen Sie die Signale Ihres Körpers wahr. Kümmern Sie sich gut um sich selbst. Wenn Sie es nicht tun, wer soll es dann tun?

Nachfolgend möchte ich Ihnen zunächst zwei einfache Übungen vorstellen, die sich auch zwischendurch und nicht nur an Ihrem Bademanteltag ohne Aufwand durchführen lassen: die erste, um in heilsame Bewegung zu kommen, die zweite für wohltuende körperliche Entspannung.

RÜCKWÄRTS DIE TREPPE HOCHGEHEN
✳ einfacher Einstieg in heilsame Bewegung

Gehen Sie rückwärts ein paar Stufen oder eine ganze Treppe hoch. Bleiben Sie dabei aufrecht. Wenn Sie sich unsicher fühlen, halten Sie sich mit einer Hand am Geländer fest.

Möchten Sie mehr wissen?
Mit dieser kleinen Übung von der Heilpraktikerin Antje Kordts (www.gesundheitsgemeinschaft.de) sorgen Sie auf ganz natürliche Weise dafür, dass Ihre Gelenke richtig ausgerichtet werden. Sie lässt sich sowohl zur Vorbeugung als auch zur Behandlung von Gelenk- und Rückenproblemen nutzen. Bei anhaltenden Schmerzen und Bewegungseinschränkungen empfiehlt es sich darüber hinaus, einen Dorn-Breuss-Therapeuten aufzusuchen.

HAPPY BABY – YIN YOGA
✳ besonders hilfreich bei Müdigkeit und Stress

Gelaufen sind Sie in den letzten Tagen genug, vorwärts und schnell, und jetzt wollen Sie endlich mal eine Pause? In diesem Fall ist wahrscheinlich Yin Yoga das Richtige für Sie. Die im Westen bekannten und beliebten Yoga-Arten beinhalten meistens aktives, kraftvolles Üben. Im Yin Yoga dagegen werden die Übungen passiv und ohne Kraftanstrengung im Sitzen oder Liegen ausgeführt. Sie sprechen vor allem den Bereich zwischen den Knien und der Brustwirbelsäule an.

Beim Yin Yoga wird Entspannung bis in die tiefsten Schichten erreicht, die sogenannten Faszien – eine Art Bindegewebe, das alle Organe, Muskeln, Knochen und Nerven umhüllt. Faszien bilden sozusagen den Außenposten unseres Vegetativen Nervensystems, das lebenswichtige Körperfunktionen, wie z. B. Atmung und Verdauung, weitestgehend selbstständig regelt. Yin Yoga fördert die natürliche Beweglichkeit der Gelenke und sorgt für eine entspannte Muskulatur.

Hier möchte ich Ihnen eine einfache Übung aus dem Yin Yoga vorstellen, die Sie auch ohne Yoga-Vorkenntnisse ausüben können. Sie eignet sich wunderbar zum Abschalten vom Alltag.

Legen Sie sich auf den Rücken, wenn möglich auf eine Matte oder Decke auf den Boden, zur Not können Sie sich auch aufs Bett legen.

Winkeln Sie die Beine an.

Strecken Sie die Beine Richtung Decke und öffnen Sie sie zu einem V – so weit, wie es Ihnen ohne Probleme möglich ist. Umfassen Sie mit beiden Händen die Außenseiten der Fußsohlen und ziehen Sie die Beine sanft und vorsichtig weiter auseinander.

Schaukeln Sie leicht hin und her. Ihre Wirbelsäule wird dabei sanft massiert.

Achten Sie darauf, dass Nacken und Schultern entspannt bleiben.

Lösen Sie die Position nach drei bis fünf Minuten, indem Sie die Fußsohlen loslassen und die Beine wieder auf dem Boden ablegen.

Spüren Sie nach, während Sie auf dem Rücken liegen.

Möchten Sie mehr wissen?

Bei dieser Übung werden die Bauchorgane massiert, das Becken besser durchblutet, die Hüften geöffnet und die Lendenwirbelsäule gedehnt. Sie entspannt das Steißbein und kräftigt den Oberkörper.

Die Meridiane von Leber und Gallenblase, Niere und Blase sowie Milz und Magen werden positiv beeinflusst.

LEBENS-MUDRA (PRAN-MUDRA)
✳ *Schenkt Körper und Geist neue Kraft. Fördert innere Klarheit*

Dieses Mudra wird mit beiden Händen gleichzeitig gehalten.

Legen Sie den kleinen Finger und den Ringfinger jeder Hand aneinander.

Berühren Sie dann mit den Fingerspitzen dieser beiden Finger die Spitze der Daumen. Zeigefinger und Mittelfinger sind gestreckt.

Sie können für einen Augenblick die Augen schließen und in sich nachspüren, wie sich Ihr inneres Köperuniversum beim Halten dieses Mudras anfühlt.

Machen Sie dies, solange es Ihnen Freude macht. Für dieses Mudra gibt es keine Angaben zu Häufigkeit und Dauer. Sie können es jederzeit so oft praktizieren, wie Sie mögen.

Wenn Sie sehr müde und erschöpft sind, können Sie dieses Lebens-Mudra kurmäßig anwenden: drei Wochen lang dreimal täglich für fünfzehn Minuten.

Möchten Sie mehr wissen?
Das Lebens-Mudra hilft bei Ängstlichkeit und Nervosität. Außerdem stärkt es die Sehkraft. Es soll auch das Durchhaltevermögen und die Durchsetzungskraft verbessern sowie Selbstvertrauen aufbauen und Mut schenken, etwas Neues zu beginnen.

GEHMEDITATION
Im Unterschied zum normalen Gehen hat das meditative Gehen kein Ziel. Sie gehen nicht, um an einen bestimmten Ort zu gelangen. Sie gehen um des Gehens willen.

Diese Meditation ist nicht ortsabhängig: Sie können im Freien oder in geschlossenen Räumen gehen. Empfehlenswert ist es, die Meditation barfuß zu machen.

Verändern Sie beim meditativen Gehen immer wieder die Geschwindigkeit und die Richtung. Machen Sie die noch so kleinste Bewegung mit der größtmöglichen Bewusstheit. Schweifen Sie beim Gehen ins Denken ab, bemerken Sie es und kommen dann einfach wieder liebevoll zu Ihren Schritten zurück.

Richten Sie jetzt Ihre Aufmerksamkeit auf Ihre Füße und auf deren Kontakt mit dem Untergrund. Setzen Sie beim Aufsetzen des Fußes zuerst die Ferse auf, dann den mittleren Teil des Fußes und zum Schluss die Zehen. Wenn der ganze Fuß Kontakt zum Boden hat, verlagern Sie das Gewicht nach vorn auf den Fuß, sodass das Knie leicht gebeugt wird. Der hintere Fuß löst sich dadurch ganz natürlich vom Boden. Heben Sie ihn nach vorn und verfahren Sie wie mit dem anderen Fuß: zunächst die Fersen aufsetzen, dann den mittleren Teil des Fußes und zum Schluss die Zehen.

Die Atmung folgt dem Rhythmus des Gehens. Die Arme hängen locker neben dem Körper.

Möchten Sie mehr wissen?

Bei Unruhe und Gefühlsaufruhr hilft die Gehmeditation Ihnen, wieder ins Gleichgewicht zu kommen. Im Buddhismus gilt die Gehmeditation als eine grundlegende Praxis der Achtsamkeit. Sie hilft, körperliche, geistige und seelische Gesundheit zu erhalten. Der Legende nach hat Buddha auch nach seiner Erleuchtung täglich Gehmeditation praktiziert.

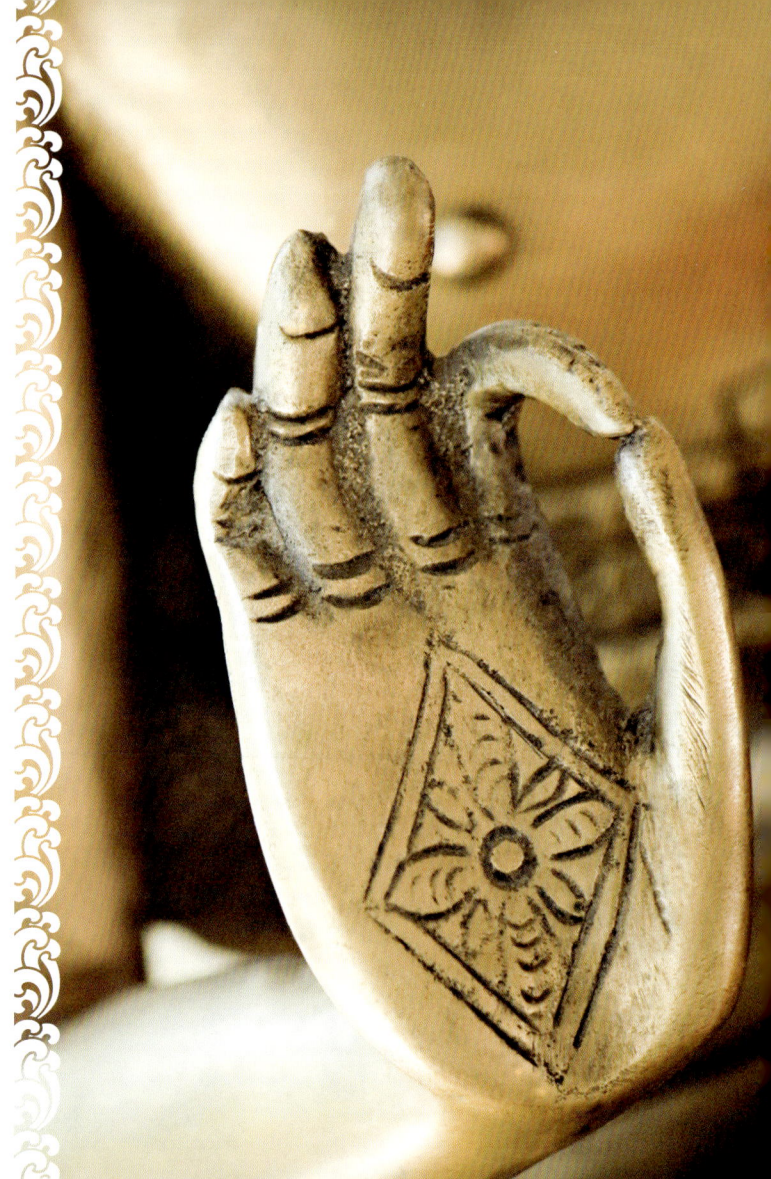

DEN GEIST NÄHREN

Auf den Geist muss man schauen, denn was nützt ein schöner Körper, wenn in ihm nicht eine schöne Seele wohnt?
Euripides

Als wohltuende und aufbauende Geistesnahrung an diesem Bademanteltag möchte ich Ihnen Haikus vorschlagen. In Zeiten von Rund-um-die-Uhr-Kommunikation auf allen Kanälen erscheinen sie Ihnen vielleicht reichlich einfach und unspektakulär. Lassen Sie sich trotzdem darauf ein und schauen Sie, was passiert.

HAIKUS SCHREIBEN

Haiku ist eine ursprünglich aus Japan stammende kurze Gedichtform – inspiriert von der lebendigen, aber flüchtigen Beobachtung der Natur. Das Nicht-Ausgesprochene regt die Gedanken des Lesers an. Auf den ersten Blick wirkt ein Haiku leicht und spielerisch. Seine Tiefe offenbart sich erst, wenn Sie sich meditativ darauf einlassen. Hier ein Beispiel für ein Haiku:

◆

*Zeit
Jeder Tag ein Klang
leere rumpeln wie Fässer
erfüllte summen*

Haben Sie Lust, selbst ein Haiku zu verfassen, liebe Leserin? Nur zu. Ihrer Fantasie sind keine Grenzen gesetzt. Schreiben Sie am besten über einen einzigen Augenblick der (sinnlichen) Wahrnehmung.

Mein Haiku

Möchten Sie mehr wissen?

Die ersten Haikus sind vor über 700 Jahren in Japan entstanden. Die Original-Haikus bestehen aus 3 Zeilen, wobei die erste Zeile 5 Silben enthält, die zweite Zeile 7 und die dritte wieder 5. Der Einfachheit halber wird dieser Rhythmus oft für deutsche Haikus übernommen.

AFFIRMATION FÜR FORTGESCHRITTENE

Den Prozess der Annäherung an die eigenen Bedürfnisse und Wünsche können Sie wunderbar mit Affirmationen unterstützen. Mit diesen kleinen Sätzen praktizieren Sie freundlichen und liebevollen Umgang mit sich selbst. Affirmationen sind bewusst formulierte positive Gedanken, die uns beim Erreichen unserer Ziele und beim Erfüllen unserer Wünsche helfen können. Sie sind sehr hilfreich, wenn Sie in negativen Gedanken feststecken, sich häufig Sorgen machen, grübeln und das Leben zu schwernehmen.

Wählen Sie Sätze aus, die Ihnen ein gutes Gefühl verschaffen. Lesen oder schreiben Sie diese Sätze mindestens einmal täglich und spüren Sie die Gefühle von Zufriedenheit, Wohlbefinden, Freude usw., die dabei auftauchen. Sie können auch Post-its mit Affirmationen in Ihrer Wohnung verteilen.

Regelmäßiges Arbeiten mit Affirmationen lässt neue Denkmuster entstehen und kann die Grundlage für Gesundheit und Wohlbefinden schaffen. Sehr wahrscheinlich werden bei Ihrer Arbeit mit Affirmationen Widerstände oder negative Kommentare auftauchen. Nehmen Sie diese zur Kenntnis, sagen Sie zu jedem einzelnen: »Danke, dass du vorbeigekommen bist«, und lassen Sie sie wieder ziehen.

Als Affirmation für den heutigen Bademanteltag möchte ich Ihnen vorschlagen:

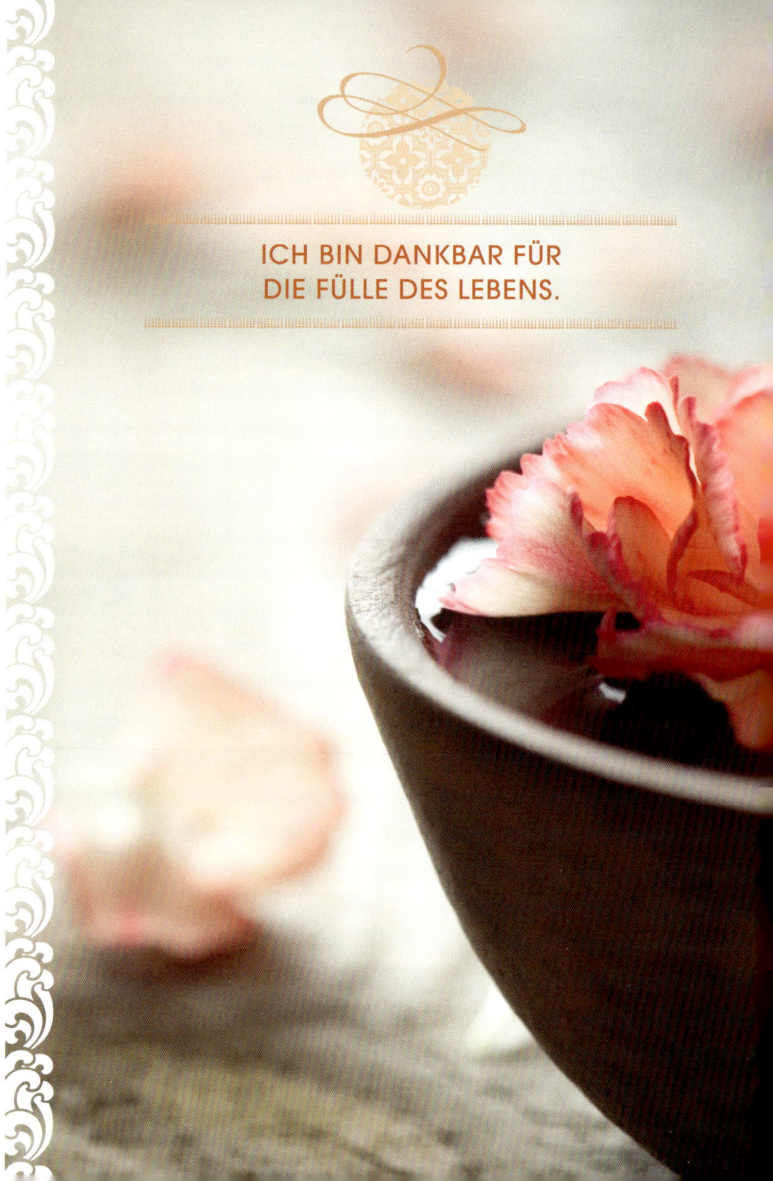

ICH BIN DANKBAR FÜR
DIE FÜLLE DES LEBENS.

DEN WÜNSCHEN DER SEELE NACHSPÜREN

Was wünscht sich Ihre Seele? Sind Sie im Kontakt mit Ihren tiefsten Seelenwünschen?

WAS TUT MIR GUT?

Ich möchte Ihnen vorschlagen, eine kleine Inventur zu machen. Schreiben Sie in Ihr Notizheft spontan, und ohne lange nachzudenken, eine Liste der Dinge, die Sie brauchen und die Ihnen guttun: vom Hefezopf mit Ihrer Lieblingsmarmelade über die neueste CD von James Blunt bis zum abendlichen Gespräch über den Tag mit Ihrem Mann, vom Kaffeetrinken mit Ihren Freundinnen über das Kreuzworträtsel in der Süddeutschen Zeitung bis zum DVD-Sonntagnachmittag mit Ihren Kindern.

Gehen Sie dann Punkt für Punkt Ihrer Liste durch und fragen Sie sich, warum genau Sie das brauchen und wie genau es Ihnen guttut.

Beispiel:
DVD-Nachmittag mit den Kindern:

✳ weil Sie es sich gern zu Hause gemütlich machen, da können Sie richtig gut auftanken,

✳ weil Sie gern mit Ihren Kindern kuscheln, da wird Ihr Harmoniebedürfnis befriedigt,

✳ weil Sie gern die alten Astrid-Lindgren-Filme sehen, das erinnert Sie an die starken Wurzeln Ihrer Kindheit.

Wenn Sie sich eingehender mit Ihren Wünschen und Bedürfnissen beschäftigen, lernen Sie sich selbst immer besser kennen und werden sich bewusster über Ihre kleinen Kraftquellen. Haben Sie dann das Bedürfnis nach einer Auszeit, können Sie mithilfe Ihrer Liste dafür sorgen, dass die Batterien sich wieder aufladen.

SEELENNAHRUNG FÜR UNS SELBST

Zuwendung, Rücksichtnahme, Aufmerksamkeit, Freundlichkeit, Respekt, ein offenes Ohr. Welche dieser Qualitäten brauchen Sie gerade in Ihrem Leben? Wovon haben Sie zurzeit zu wenig? Erstellen Sie Ihre ganz persönliche Liste in Ihrem Notizheft. Entscheiden Sie sich dann für eine dieser Qualitäten. Wie könnten Sie sich diese heute selbst schenken? Zum Beispiel Freundlichkeit? Wie freundlich sind Sie mit sich selbst? Schauen Sie in den Spiegel und denken Sie bewusst nur freundliche Gedanken. Das fällt Ihnen schwer? Lassen Sie sich nicht entmutigen. Lenken Sie Ihre Aufmerksamkeit geduldig und freundlich immer wieder auf das, was Ihnen an sich gefällt.

Seien Sie kreativ, vielleicht ein bisschen verrückt und anders als sonst. Setzen Sie sich keine Grenzen in Ihren Ideen, wie Sie genau diese Qualität jetzt in Ihr Leben bringen könnten. Schenken Sie sich selbst, was Sie brauchen.

Sie können sich danach vornehmen, in den nächsten Tagen genau diese Qualität anderen zu geben.

Sie wünschen sich mehr Zuwendung? Geben Sie Ihren Freundinnen mehr davon.

Sie brauchen mehr Rücksichtnahme? Nehmen Sie mehr Rücksicht auf die Kollegin im Büro.

Die Welt ist Ihnen zu unfreundlich? Geben Sie von Ihrer eigenen Freundlichkeit an die Menschen, die Ihnen begegnen: den Briefträger, die Frau hinter der Theke beim Bäcker, den Pförtner usw. Praktizieren Sie diese Übung ein paar Tage lang. Sie werden überrascht sein, wie viel von dem, was Sie geben, zu Ihnen zurückkehren wird.

Möchten Sie mehr wissen?

Mit diesen kleinen einfachen Übungen zapfen Sie eine Quelle der Kraft an – vielleicht nennen Sie sie Gott, vielleicht das große Ganze, das Universum, oder wie auch immer. Verbinden Sie sich möglichst regelmäßig mit dieser Kraft und spüren Sie nach, wie gut Ihnen das tut.

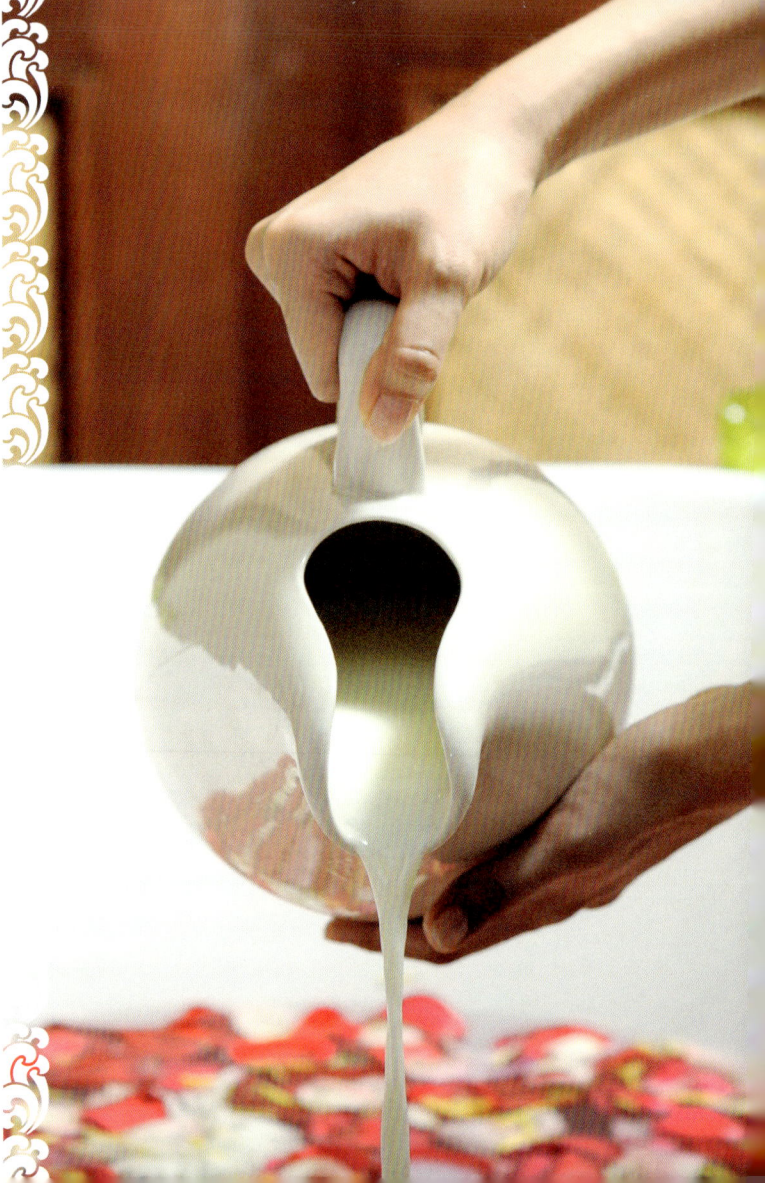

VERWÖHNANWENDUNGEN

Die hier vorgestellten Anwendungen folgen dem Motto Ihres zweiten Bademanteltages: die Extraportion Zuwendung. Genießen Sie den wunderbaren Duft von Vanilleöl, verwöhnen Sie Ihre Haut mit Rosenwasser und massieren Sie mithilfe von Lavendel- und Melissenöl den Stress weg. Genießen Sie die Extraportion mit allen Sinnen.

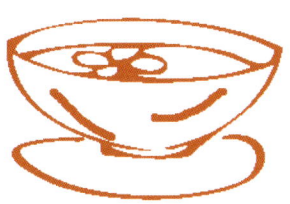

CHECKLISTE – DAS SOLLTEN SIE ZU HAUSE HABEN

* Apfel
* ätherisches Lavendelöl
* Bananen
* Citrusöl
* Espresso
* Hafermehl
* Honig
* Kartoffeln
* Mandelöl
* Melissenöl
* Milch
* Mohnkörner
* Naturjoghurt
* Orange
* Orangenöl
* Quark
* Rosenwasser
* Sahne
* Vanilleöl
* Vanilleschote
* Zitrone, unbehandelt

DER DUFT DES ZWEITEN BADEMANTELTAGES: VANILLE

Aromatherapie ist eine einfache und schnelle Möglichkeit, das Wohlbefinden zu steigern.

Ätherisches Vanilleöl beruhigt und entspannt, besänftigt und beruhigt. Wenn Sie echte Vanille riechen, wird die Produktion des Glückshormons Serotonin gefördert – eine gute Voraussetzung für einen Verwöhntag.

Füllen Sie das Schälchen der Duftlampe zu zwei Dritteln mit Wasser und geben Sie ca. fünf Tropfen Vanilleöl hinzu. Wenn Sie keine Duftlampe haben, können Sie das Öl auch auf einen Duftstein oder auf ein Stofftaschentuch tropfen. In dem Fall brauchen Sie einen bis zwei Tropfen Öl.

◆

WICHTIG: Verwenden Sie ätherische Öle möglichst in Bio-Qualität, da es bei synthetisch hergestellten Ölen leicht zu Kopfschmerzen, Reizungen der Schleimhäute und zu allergischen Symptomen kommen kann.

BANANEN-HONIG-SAHNE-MASKE – ANTI-AGING FÜRS GESICHT

1 KLEINE REIFE BANANE
2 EL SÜSSE SAHNE
1 EL HONIG
1 EL HAFERMEHL
4 TROPFEN ROSENWASER
MINERALWASSER NACH BEDARF

Die Banane mit einer Gabel zerkleinern. Sahne, Honig und Hafermehl dazugeben. Alles gut zu einer homogenen, dickflüssigen Masse vermischen. Falls die Masse zu fest wird, etwas Mineralwasser hinzugeben. Ist sie zu flüssig, etwas mehr Mehl verwenden. Die Maske auf das gereinigte Gesicht und den Hals auftragen. Die Augenpartie muss nicht ausgespart werden. Fünfzehn bis zwanzig Minuten einwirken lassen. Mit einem warmen, feuchten Waschlappen abnehmen.

* *Banane wirkt befeuchtend und glättend auf die Haut, fördert das Wachstum neuer Hautzellen.*
* *Sahne macht die Haut weich und geschmeidig.*
* *Honig bindet viel Feuchtigkeit, macht die Haut geschmeidig, fördert Heilungsprozesse.*
* *Hafermehl wirkt positiv vor allem auf gereizte, gerötete und trockene Haut.*
* *Rosenwasser erfrischt die Haut und wirkt als natürliches Anti-Aging-Mittel.*

VITAMIN-PEELING FÜR DEN WINTER
½ APFEL, GERASPELT
2 TL HONIG
2 TL MOHNKÖRNER

Alle Zutaten zu einer Paste verrühren. Auf das Gesicht auftragen und eine Minute lang einmassieren. Fünfzehn Minuten einwirken lassen. Mit warmem Wasser abwaschen und wie gewohnt pflegen.

✳ *Die im Apfel enthaltenen Pektine steigern die Feuchtigkeitsaufnahme der Haut.*
✳ *Honig bindet viel Feuchtigkeit, macht die Haut geschmeidig, fördert Heilungsprozesse.*
✳ *Mohn hat aufgrund seines sehr hohen Calciumgehalts eine positive Wirkung auf die Haut. Aus den Blättern und Blüten des gelben Mohns wird Glaucin gewonnen, das eingelagertes Fett in Fettsäuren und Glycerol spaltet, sodass der Körper es leichter abbauen kann.*

LAVENDEL-MELISSE-MANDEL-MASSAGEÖL BERUHIGT UND HARMONISIERT
MENGE AUSREICHEND FÜR EINE MASSAGE
7 TROPFEN ÄTHERISCHES LAVENDELÖL
7 TROPFEN ÄTHERISCHES MELISSENÖL
100 ML MANDELÖL

Die ätherischen Öle in das Mandelöl geben und alles gut vermischen. Mit kreisenden Bewegungen in die Haut einmassieren.

✳ *Lavendel beruhigt und besänftigt, baut Stress und Spannungen ab.*
✳ *Melisse beruhigt die Nerven, wirkt stimmungsausgleichend.*
✳ *Mandelöl ist wegen seiner hautfreundlichen Eigenschaften eine gute Grundlage für ein Massageöl.*

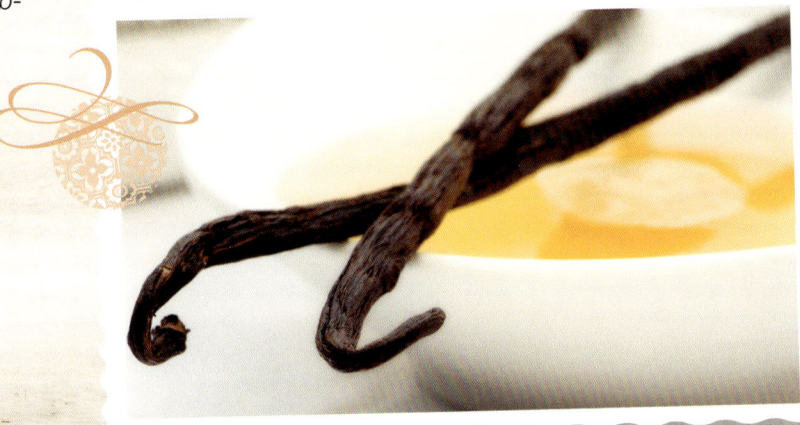

ORANGE-VANILLE-CITRUS-BAD – ENTSPANNUNG PUR!

2 EL FLÜSSIGER HONIG
150 G NATURJOGHURT
1 VANILLESCHOTE
2 TROPFEN ÄTHERISCHES ORANGENÖL
2 TROPFEN ÄTHERISCHES CITRUSÖL
ALLE ZUTATEN MÖGLICHST IN BIO-QUALITÄT
VERWENDEN

Den Honig in den Joghurt geben und gut verrühren. Die Vanilleschote auskratzen, das Mark zu der Joghurtmasse hinzufügen. Zum Schluss die Öle dazugeben. Diese Mischung in ein Vollbad geben.

✳ *Honig bindet viel Feuchtigkeit, macht die Haut geschmeidig, fördert Heilungsprozesse.*
✳ *Joghurt wirkt regenerierend auf die Haut.*
✳ *Echte Vanille lindert Entzündungen, besonders bei Hautkrankheiten.*
✳ *Ätherisches Orangenöl wirkt glättend und straffend.*
✳ *Ätherisches Citrusöl wirkt erfrischend, straffend und kräftigend.*

ESPRESSO-GLANZSPÜLUNG FÜR DUNKLE HAARE

1 TASSE ESPRESSO

Eine Tasse abgekühlten Espresso in die gewaschenen, leicht feuchten Haare einmassieren. Eine halbe Stunde einwirken lassen. Mit lauwarmem Wasser gründlich ausspülen.

✳ *Espresso zaubert Glanzreflexe in dunkles Haar.*

HONIG-ZITRONEN-SPÜLUNG FÜR FEINE, HELLE HAARE

1 TL HONIG IN BIO-QUALITÄT
¼ L WARMES WASSER
1 SPRITZER SAFT VON 1 ZITRONE, UNBEHANDELT

Den Honig in dem Wasser vollständig auflösen, dann den Zitronensaft dazugeben. Die Mischung sanft in Haare und Kopfhaut einmassieren. Die Haare trocknen und wie gewohnt frisieren.

✳ *Honig bindet viel Feuchtigkeit, macht die Haut geschmeidig, fördert Heilungsprozesse.*
✳ *Zitronensaft hat eine noch stärkere Bleichwirkung als Kamille.*

KARTOFFEL-MILCH-PACKUNG MIT ROSENWASSER FÜR GLATTE HÄNDE

300 ML MILCH

3 GEKOCHTE KARTOFFELN

6 BIS 8 TROPFEN ROSENWASSER

ACHTUNG: HILFE BEIM AUFTRAGEN ERFORDERLICH

Die Milch leicht erwärmen, die Kartoffeln darin zerdrücken, das Rosenwasser hinzufügen. Die Paste dick auf die Hände auftragen. Hände in Folie einwickeln oder dünne Baumwoll-Handschuhe überziehen. Fünf bis zehn Minuten einwirken lassen, mit lauwarmem Wasser abwaschen.

* *Milch ist eines der ältesten Schönheitsmittel der Welt. Sie pflegt und beruhigt die Haut, schützt vor Austrocknung, glättet und regeneriert.*
* *Kartoffeln glätten die Haut, versorgen sie mit Feuchtigkeit und straffen das Bindegewebe.*
* *Rosenwasser verengt die Poren und verfeinert das Hautbild.*

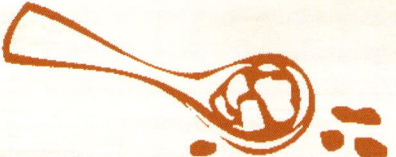

ORANGEN-QUARK-FUSSBAD – ERFRISCHT UND MACHT GUTE LAUNE

1 BIO-ORANGE

3 EL QUARK

Den Saft der Bio-Orange im Quark verrühren. Die Schale der Orange klein schneiden und dazugeben. Ein Fußbad mit lauwarmem Wasser füllen und die Orangen-Quark-Mischung hineingeben. Badezeit zehn Minuten.

* *Orangensaft wirkt anti-oxidativ und schützt vor Falten.*
* *Orangenschale wirkt verjüngend auf die Haut und schützt vor Falten.*
* *Quark löst abgestorbene Hautschüppchen, spendet Feuchtigkeit, beruhigt die Haut und wirkt straffend.*

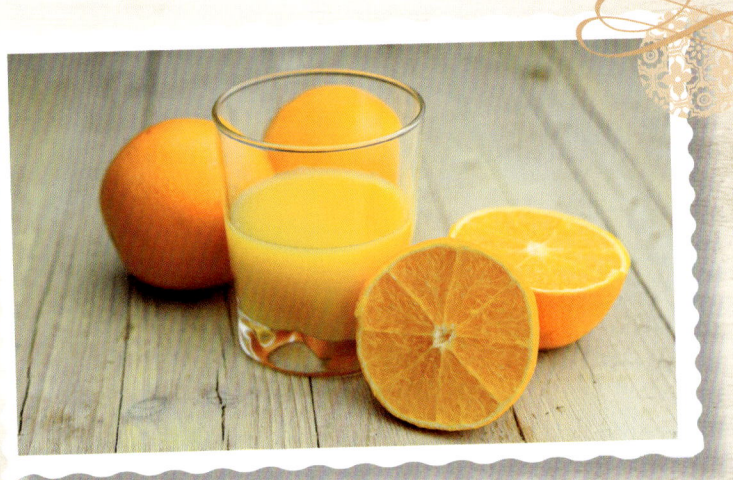

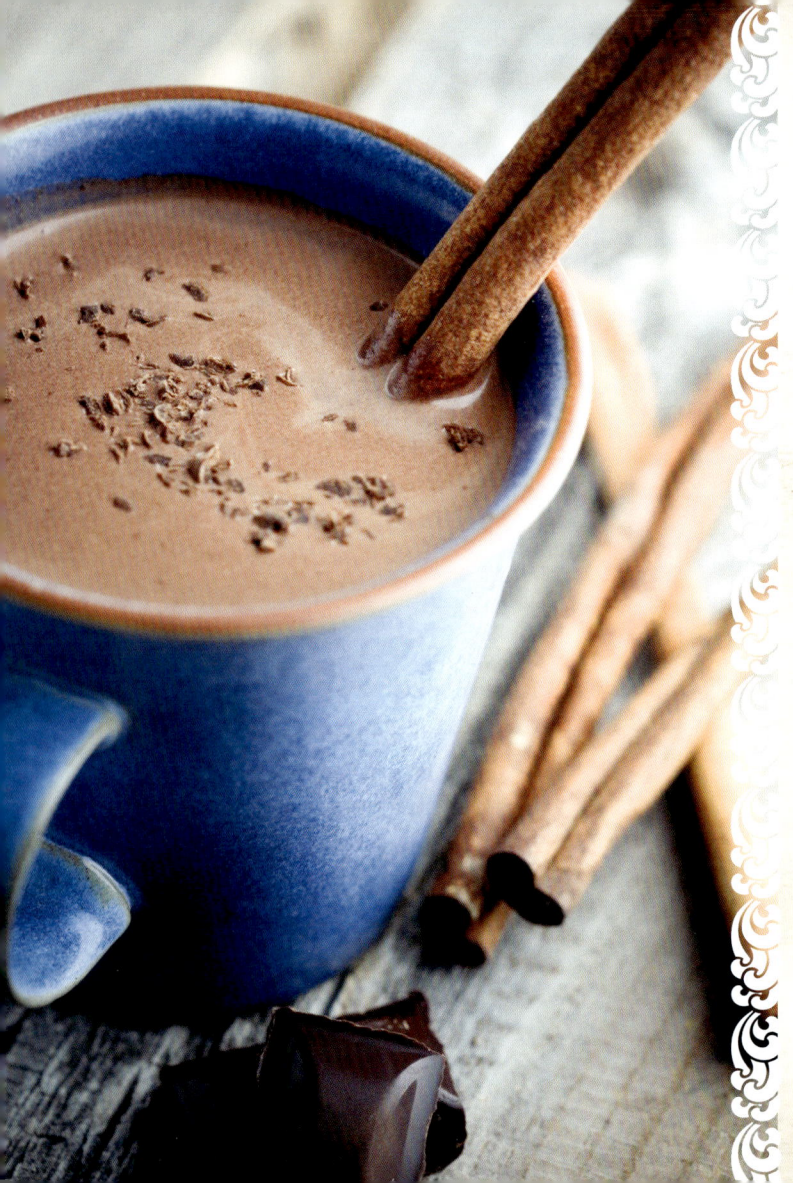

KULINARISCHE KÖSTLICHKEITEN

Nach dem vorangegangenen Verwöhn- und Pflegeprogramm ist es nun an der Zeit für gutes Essen. Bereiten Sie es zu in dem Bewusstsein, dass Sie sich etwas besonders Gutes tun. Servieren Sie sich selbst Ihr Essen in Ihrem schönsten Geschirr. Zünden Sie eine Kerze an.
Die Rezepte sind auch für Ungeübte leicht zu kochen. Was Sie dafür einkaufen müssen, bekommen Sie im Supermarkt. Die Zutaten, die vor Stressfolgen schützen und das Nervensystem stärken, sind kurz erläutert.

AZTEKEN-TRINKSCHOKOLADE

Nichts ist wertvoller als ein guter Freund, außer ein Freund mit Schokolade. Charles Dickens

¼ L MILCH
1 RIEGEL ZARTBITTER-SCHOKOLADE
FRISCHER, GESCHÄLTER INGWER NACH BEDARF
ETWAS ZIMT
ETWAS VANILLEZUCKER
ETWAS CHILIPULVER
SAHNE ZUM DEKORIEREN

Die Milch mit der Schokolade und dem Ingwer aufkochen lassen, dabei gut umrühren.
Mit Zimt, Vanillezucker und Chili abschmecken.

Mit einem Sahnehäubchen dekorieren.

* *Ingwer sorgt für wohlige Wärme, wirkt gegen Müdigkeit und Erschöpfung, stärkt das Immunsystem und baut Körper und Seele wieder auf nach Zeiten der Belastung.*

* *Milch nährt laut der Ayurveda-Lehre Körper und Geist, muss aber mit Gewürzen verdaulich gemacht werden.*

⌁SALBEI-APRIKOSEN MIT FETA⌁

Ringel Rangel Rose, leckere Aprikose. Frei nach einem Kinderreim

(ZUTATEN FÜR 4 STÜCK)
½ EL OLIVENÖL
2 SALBEIBLÄTTER, IN FEINE STREIFEN GESCHNITTEN
1 EL ZITRONENSAFT
1 EL WASSER
SCHWARZER PFEFFER AUS DER MÜHLE
40 G FETA, IN 4 KLEINE WÜRFEL GESCHNITTEN
2 GETROCKNETE APRIKOSEN, LÄNGS HALBIERT
4 GROSSE BASILIKUMBLÄTTER
4 KLEINE HOLZSTÄBCHEN

Das Öl erhitzen, den Salbei kurz darin anbraten, mit Zitronensaft und Wasser ablöschen, pfeffern.

Die Marinade über den Feta und die Aprikosen gießen und eine Stunde ziehen lassen.

Jeden Fetawürfel mit einem Basilikumblatt umwickeln und mit je einer Aprikosenhälfte auf ein Holzstäbchen stecken.

* *Getrocknete Aprikosen mit Kernen sind eine einmalige Kombination von Vitalstoffen, die keine andere Frucht und kein anderes Nahrungsmittel aufweisen. Sie enthalten neben zahlreichen weiteren wertvollen Inhaltsstoffen das Vitamin B5. Es hilft, Stress zu bewältigen, und stärkt das Immunsystem.*

* *Feta enthält viel Calcium, das u. a. unentbehrlich ist für die Reizübertragung in den Nerven und den Energiestoffwechsel.*

* *Salbei stärkt das Nervensystem, mildert stressbedingte Symptome, verhilft zu Ausgeglichenheit und Entspannung und wirkt gegen Ermüdung und Erschöpfung.*

* *Basilikum wirkt beruhigend und harmonisierend.*

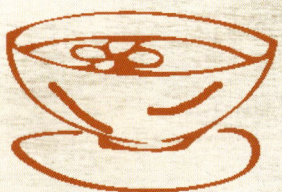

PFLAUMENGRATIN
MIT LAUWARMER ZIMTSOSSE
Pflaumen kann man nicht zu Äpfeln machen.
Deutsches Sprichwort

FÜR DAS GRATIN:

200 G IN SAFT EIGELEGTE PFLAUMEN

4 LÖFFELBISKUITS

1 EIGELB

1 TL ZWETSCHGENWASSER

20 G ZUCKER

½ PACKUNG VANILLEZUCKER

1 MSP KORIANDER, GEMAHLEN

40 ML SAHNE

ZIMTSOSSE:

1/8 L PFLAUMENSAFT

1 ZIMTSTANGE

½ TL SPEISESTÄRKE

1 TL ZWETSCHGENWASSER

½ TL PUDERZUCKER

Eine kleine Auflaufform fetten, den Backofen auf 220 °C vorheizen.

Die Pflaumen abgießen, dabei den Saft auffangen.

Die Löffelbiskuits in die Form legen, mit etwas Saft beträufeln. Das Eigelb mit Zwetschgenwasser, Zucker, Vanillezucker und Koriander im heißen Wasserbad aufschlagen. Die Creme vom Wasserbad nehmen und kalt weiterrühren.

Die Sahne steif schlagen und unter die Creme ziehen.

Die Masse in die Form füllen, die Pflaumen darauf verteilen. Auf der mittleren Schiene ca. zehn Minuten goldgelb backen.

In der Zwischenzeit die Zimtsoße zubereiten: 1/8 l des aufgefangenen Pflaumensaftes mit der Zimtstange fünf Minuten zugedeckt leise kochen lassen. Die Zimtstange entfernen. Die Speisestärke mit dem Zwetschgenwasser anrühren und in den kochenden Saft einrühren. Einmal aufkochen lassen.

Den Auflauf aus dem Ofen nehmen, mit Puderzucker bestäuben und sofort servieren.

Die Zimtsoße dazu reichen.

* *Pflaumen regen das Immunsystem an, lindern nervöse Verstimmungen und stärken das Herz.*

* *Koriander ist eines der ältesten Würz- und Heilmittel und stärkt u. a. die Nerven.*

* *Zimt durchwärmt und kurbelt den Stoffwechsel an.*

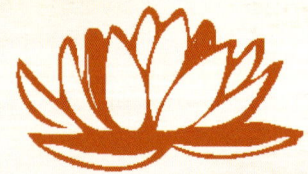

SÜSSKARTOFFEL-INGWER-SUPPE

Die hungrigsten Frauen essen die süßesten Kartoffeln. Frei nach einem deutschen Sprichwort

300 G SÜSSKARTOFFELN

2 MÖHREN

1 KNOBLAUCHZEHE

1 SCHALOTTE

SONNENBLUMENÖL

½ CHILISCHOTE

½ EL INGWER, GERIEBEN

200 ML GEMÜSEBRÜHE

200 ML KOKOSMILCH

SAFT VON 1 ORANGE, UNBEHANDELT

SALZ

PFEFFER

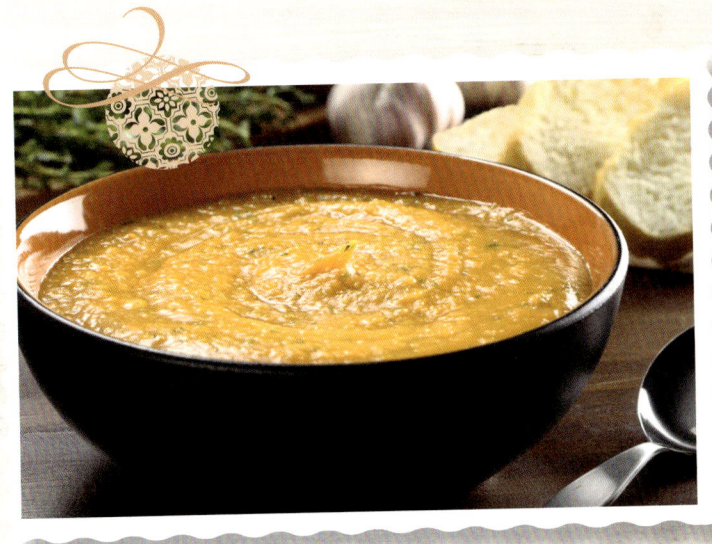

Süßkartoffeln und Möhren schälen und in kleine Würfel schneiden.

Knoblauchzehe und Schalotte abziehen und klein hacken. Chilischote entkernen, in kleine Stücke schneiden.

Öl in einem Topf erhitzen. Knoblauch, Schalotte, Chili und Ingwer darin andünsten. Süßkartoffeln und Möhren dazugeben, kurz mit andünsten, mit Brühe und Kokosmilch ablöschen. Orangensaft dazugeben, mit Salz und Pfeffer würzen, ca. zwanzig Minuten köcheln lassen.

Topf vom Herd nehmen und Suppe pürieren. Bei Bedarf mit Salz und Pfeffer würzen.

* *Süßkartoffeln mobilisieren die Abwehrkräfte und stärken Herz, Muskeln und Nerven.*

* *Möhren wirken als Energiespender, aktivieren das Immunsystem und schützen gegen zellschädigende Substanzen, die u. a. durch Stress entstehen.*

* *Kokosmilch wirkt positiv auf das Gedächtnis und erzeugt Wärme im Körper.*

◆

**LITERATUREMPFEHLUNGEN FÜR DEN ZWEITEN
BADEMANTELTAG**

Barbara Sher: *Lebe das Leben, von dem du träumst,*
München 2012.
Herbert Fensterheim, Jean Bear: *Sag nicht ja, wenn du
nein sagen willst, München 2006.*
365 Tage Wohlfühlmomente. Kalender für ein Jahr,
München 2013.

LINKS ZU WEITERFÜHRENDEN INFORMATIONEN
http://barbarasclub.com/how-to-get-what-you-really-
want/
Mini-Kick-Starter-Workshop zum kostenlosen Download

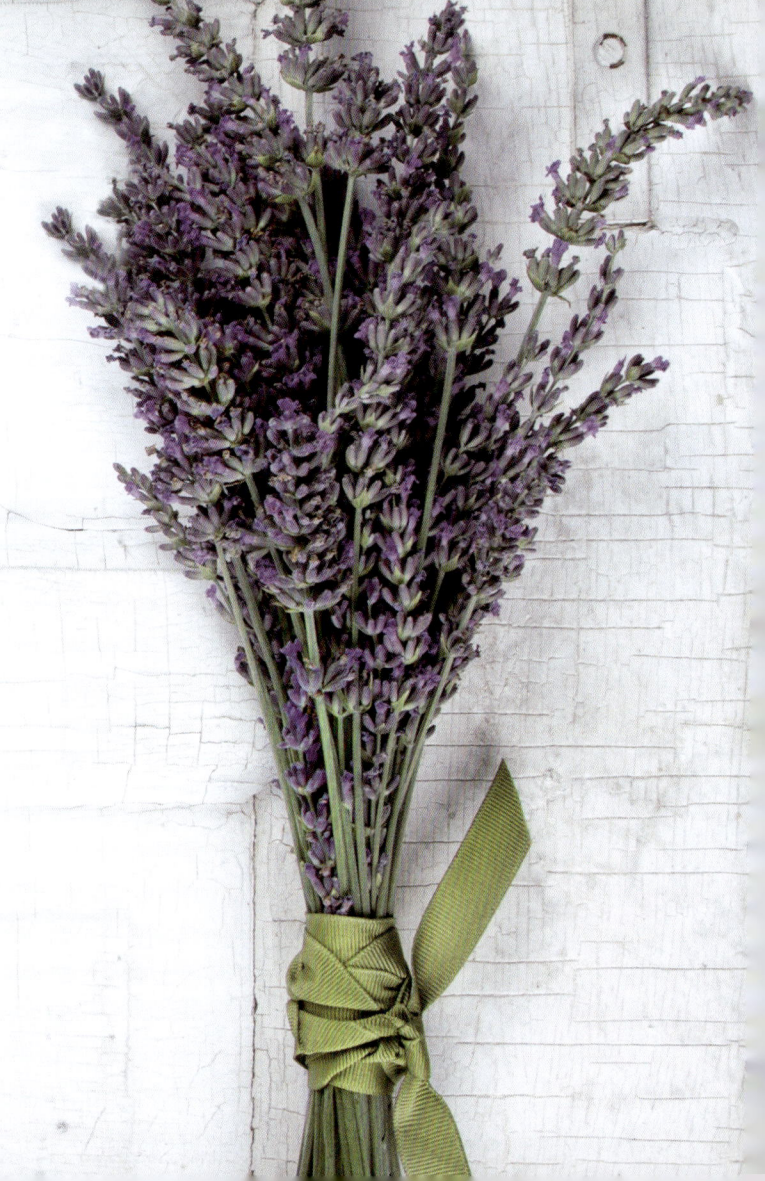

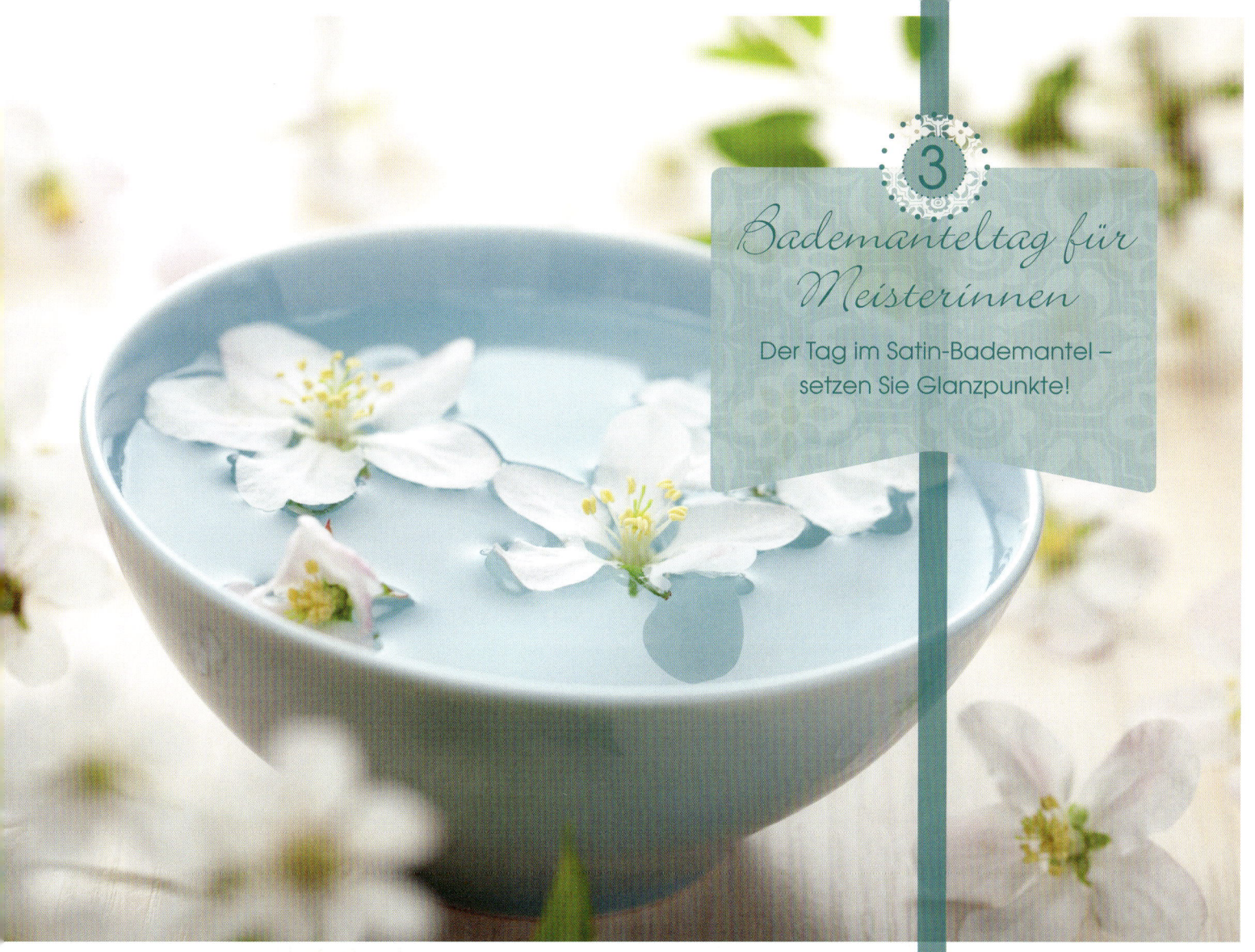

3

Bademanteltag für Meisterinnen

Der Tag im Satin-Bademantel – setzen Sie Glanzpunkte!

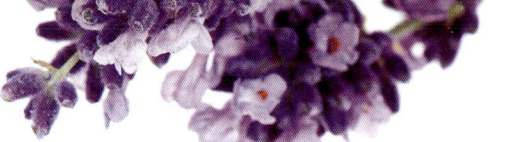

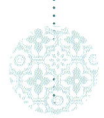

CHECKLISTE

Dieser Bademanteltag ist der richtige für Sie, wenn Sie sich in den folgenden Beschreibungen wiederfinden:

Sie gönnen sich feste freie Zeiten und inzwischen wagt es niemand mehr – nicht einmal Ihre anspruchsvolle Schwiegermutter –, Sie dabei zu stören?

Sie haben ein Abo für den Fitnessclub und gehen tatsächlich auch mehr oder weniger regelmäßig hin?

In Ihrem Job sind Sie gern bereit, viel Einsatz zu zeigen, aber Sie achten dabei immer darauf, dass Sie selbst und Ihre Familie nicht zu kurz kommen?

In Zeiten hoher Belastung geben Sie nicht den tapferen Einzelkämpfer, sondern holen sich rechtzeitig Hilfe?

Im Alltag schaffen Sie es fast immer ziemlich gut, für sich selbst zu sorgen. Dennoch gibt es ab und an Zeiten, in denen Sie sich ausgelaugt fühlen und das Leben einfach nicht im Fluss ist? Dann finden Sie hier viele Anregungen, sich wieder mit den Quellen Ihrer Kraft zu verbinden und die Glanzpunkte in Ihrem Leben ins Bewusstsein zu bringen.

WAS SIE FÜR DIESEN BADEMANTEL-TAG BRAUCHEN:

* ein paar Stunden Zeit
* einen Satin-Bademantel

* ein Paar warme Socken
* eine Decke oder eine Yoga-Matte
* eine Duftlampe
* ätherisches Ylang-Ylang-Öl in Bio-Qualität
* Buntstifte
* ein extra schönes Notizheft
* einen extra schönen Füller oder Kugelschreiber
* Schere
* Kleber
* große Bögen Tonpapier, Karton o. Ä.
* alte Zeitschriften, Kataloge etc.

ZUR VORBEREITUNG:

* vorab die Anwendungen und Rezepte checken und das Notwendige einkaufen
* Familie und Freunden erklären, dass Sie freihaben und nicht gestört werden wollen
* das Handy ausschalten
* den Anrufbeantworter anmachen
* die Türklingel abstellen
* Lieblingsmusik auswählen
* wenn nötig, die Heizung aufdrehen,

und natürlich ... den Bademantel anziehen!

HERZLICH WILLKOMMEN …

… zu Ihrem Satin-Bademanteltag für Meisterinnen! Im Satin-Bademantel setzen Sie Glanzpunkte. Ich möchte Sie einladen, die glänzenden und auch die weniger glänzenden Punkte Ihres ganz persönlichen Lebensweges heute wertzuschätzen.

Der glatte, anschmiegsame und bügelfreie Stoff soll hier für Ihre Einstellung zum Thema Sich-selbst-Verwöhnen stehen: Das tun Sie offenbar gekonnt. Dennoch ist es hilfreich, immer wieder bewusst daran erinnert zu werden und die Selbstliebe und Selbstakzeptanz in sich zu nähren. Das kann man eigentlich gar nicht oft genug tun.

Die größten Meister sind diejenigen,
die nie aufhören, Schüler zu sein.
Ignaz Anton Demeter

Ihre Meisterschaft ist nicht vom Himmel gefallen, die haben Sie sich erarbeitet. Bitte machen Sie sich zunächst alle Stationen auf diesem Weg noch einmal bewusst und würdigen Sie sie ausführlich.

Können Sie sich noch an die Zeit erinnern, in der Ihnen klar geworden ist, dass es wichtig ist, sich um sich selbst zu kümmern?

An die Widerstände, die Sie in sich selbst entdeckt haben? An die, die aus Ihrer Umgebung kamen?

An Ihre Strategien, mit diesen Widerständen umzugehen und sie zu überwinden?

Schreiben Sie Ihre Gedanken und Erinnerungen in Ihr Notizheft.

Kein Meister so gut,
der nicht noch zu lernen hätte.
Deutsches Sprichwort

Als Nächstes werfen Sie bitte einen Blick auf das, was vor Ihnen liegt.

Gibt es eine Entspannungsmethode, die Sie gern einmal ausprobieren würden?

Einen Yoga-Stil, den Sie gern lernen würden? Etwas, was Sie in Ihr Leben holen möchten wie Freundschaft oder eine neue Liebe? Einen Traum, der in Ihnen schlummert und auf Verwirklichung wartet? Sie haben schon viel erreicht, doch vielleicht beschäftigt Sie auch die Frage, was Sie aus Ihrem Leben noch machen möchten? Welche Vision haben Sie?

Schreiben Sie alles auf, was Ihnen einfällt, auch wenn es im Moment nicht machbar ist. Wenn Ihnen nichts mehr einfällt, legen Sie Ihr Notizheft beiseite und belohnen Sie sich,

z. B. mit der Kürbis-Sahne-Maske (siehe Seite 79) oder einem original Irish Coffee (siehe Seite 79) in diesem Kapitel. Wenn Sie anschließend Lust haben, ein wenig weiterzuforschen, nehmen Sie Ihr Notizheft noch einmal zur Hand und gehen Sie auf die Suche nach verborgenen inneren Widerständen.

Sie würden ja gern Ihre Arbeitszeit reduzieren, tun es aber nicht?

Sie würden ja gern allein mit Ihrer besten Freundin zum Nordkap fahren, tun es aber nicht?

Sie würden ja gern die Kinder mal länger als ein bis zwei Tage zu Ihren Eltern geben und mit Ihrem Mann allein verreisen, aber Sie tun es nicht?

Sie würden ja gern ...

Forschen Sie nach. Was sind oberflächlich betrachtet die Gründe dafür? Und was verbirgt sich darunter? Schreiben Sie Ihre Gedanken und Erkenntnisse auf.

ZUR EINSTIMMUNG

Sie sind schon gut mit sich im Kontakt und kümmern sich um Ihre Bedürfnisse. Wenn der Körper entspannt ist und der Geist zur Ruhe kommen kann, merken Sie erst so richtig, wie unaufhörlich die Gedanken durch Ihren Kopf rattern, wie schnell Sie die Schultern hochziehen, den Kiefer anspannen, die Luft anhalten. Jede Frau hat da ihr ganz persönliches »Stressmuster«. Was dagegen allen Menschen und besonders uns Frauen zu eigen ist: Ständig kritisieren, werten, urteilen wir, über uns und über andere. Deshalb nun eine kleine Geschichte und ein Text, die zur Einstimmung für diesen Tag an die Gelassenheit erinnern, die wir ja auch haben.

Schüler: »Meine Meditationen sind furchtbar. Ich bin dauernd abgelenkt, denke an alles Mögliche, meine Glieder tun weh und ich schlafe jedes Mal ein.«
Meister: »Das geht vorüber.«
Eine Woche später.
Schüler: »Meine Meditationen sind herrlich, ich bin total klar, wach, konzentriert und im Frieden.«
Meister: »Das geht vorüber.«

Die Tatsache, dass alles seine Zeit hat im Leben, war schon um das 3. Jahrhundert vor Christus bekannt und ist vom Prediger Salomo eindrucksvoll in Worte gefasst worden:

Ein Jegliches hat seine Zeit,
und alles Vorhaben unter dem Himmel
hat seine Stunde:
Geborenwerden hat seine Zeit,
Sterben hat seine Zeit;
(…)
Weinen hat seine Zeit, Lachen hat seine Zeit;
Klagen hat seine Zeit, Tanzen hat seine Zeit;
(…)
Schweigen hat seine Zeit, Reden hat seine Zeit.
Prediger Salomo 3, 1–15

THEMA DES DRITTEN BADEMANTELTAGES: DER EIGENE LEBENSWEG

Wir Menschen sind die einzigen Lebewesen, die in der Lage sind, sich selbst zu reflektieren. Wir suchen Antworten, ziehen Bilanz und fragen nach dem Sinn. Woher komme ich? Wo stehe ich? Wohin gehe ich?

Wenn Sie Zwischenbilanz ziehen möchten, schlage ich vor, Sie nutzen diese Fragen dafür. Schreiben Sie Ihre Antworten und Gedanken dazu in Ihr Notizheft. Wiederholen Sie diese Übung in größeren Abständen und beobachten Sie, wie die Antworten sich verändern.

Woher komme ich?

Je älter Sie werden, desto gelassener können Sie Ihre eigene Kindheit anschauen. Auch wenn sie schwer war, unschön oder belastend, auch wenn Ihnen vieles vorenthalten wurde, was Sie gebraucht hätten – früher oder später kommt der Zeitpunkt, an dem Sie sich aussöhnen und loslassen können von all den »hätte«, »könnte« und »sollte«. Schreiben Sie in Ihr Notizheft, welche schönen Dinge Sie aus Ihrer Kindheit mitgenommen haben und an welchen unschönen Dingen Sie gereift sind und gelernt haben – auch wenn es schwer war.

Wo stehe ich?

Welches Fundament haben Sie sich für Ihr Leben gebaut? Was sind die wesentlichen Teile, aus denen es sich zusammensetzt? Worauf sind Sie stolz? Worum trauern Sie – nicht gelebte Träume, zerbrochene Beziehungen?

Machen Sie sich klar, dass alles, was bisher in Ihrem Leben geschehen ist, Sie zu dem Menschen gemacht hat, der Sie heute sind. Nehmen Sie sich ausreichend Zeit, diesen Menschen zu würdigen!

Wir leben alle viel zu sehr in der Vergangenheit oder in der Zukunft und versäumen allzu oft den gegenwärtigen Augenblick. Ich möchte Sie einladen, Ihre Gegenwart ganz bewusst wahrzunehmen und ihr Würdigung und Wertschätzung zu erweisen.

Wohin gehe ich?

Was haben Sie mit Ihrem Leben noch vor? Was möchten Sie möglich machen? Was wünschen Sie sich für die Zukunft? Welche Ziele wollen Sie noch erreichen? Wie soll Ihr Leben in fünf, zehn oder zwanzig Jahren aussehen? Erlauben Sie sich zu träumen. Schreiben Sie Ihre Antworten, Gedanken und Ideen dazu in Ihr Notizheft.

Nachdem Sie sich mit Ihrem Lebensweg beschäftigt haben, möchte ich Sie einladen, sich einen etwas anderen Lebenslauf zu erstellen. Dazu schreiben Sie zunächst spontan die Höhepunkte und die gravierenden Erlebnisse Ihres Lebens in Ihr Notizheft, in der Reihenfolge, wie sie Ihnen in den Sinn kommen.

Beispiel:
Geburt der Kinder
Vierzigster Geburtstag
Heirat
Promotion
Unfall mit längerem Krankenhausaufenthalt
erster Arbeitstag
Führerschein
erste große Liebe
Au-pair in Frankreich
etc.

Wenn Sie damit fertig sind, fügen Sie Jahreszahlen hinzu. Fassen Sie Ereignisse in größeren Zeitspannen zusammen: sieben Jahre, zehn Jahre etc.

Übertragen Sie dann jeweils eine Zeitspanne in chronologischer Reihenfolge auf einen Bogen Kartonpapier. Seien Sie großzügig mit dem Platz, lassen Sie zwischen den einzelnen Stationen genügend Raum für Fotos, Bilder, Zeichnungen etc. Blättern Sie in Katalogen und Zeitschriften und wählen Sie Bilder, Fotos, Texte aus, die zu Ihrem Lebenslauf passen. Schneiden Sie sie aus und kleben Sie sie auf den entsprechenden Bogen.

Zum Schluss breiten Sie die Bögen vor sich aus. Vergegenwärtigen Sie sich noch einmal, was Ihnen besonders wichtig erscheint. Drücken Sie Ihre Dankbarkeit aus für alles, was gut war, und erkennen Sie an, welche Schwierigkeiten Sie gemeistert haben.

Können Sie einen roten Faden in Ihrem Leben erkennen? Ein Thema, das sich durch Ihr Leben zieht? Wann ist Ihnen Ihre Lebensaufgabe zum ersten Mal deutlich geworden? Erkennen Sie in all den Veränderungen in Ihrem Leben eine Kontinuität?

Gibt es bestimmte Gesetzmäßigkeiten im bisherigen Verlauf Ihres Lebens?

Schreiben Sie Ihre Antworten in Ihr Notizheft und denken Sie darüber nach, wie Sie diese Erkenntnisse für Ihre Gegenwart und Ihre Zukunft nutzen können.

RHYTHMEN UND ZYKLEN IHRES KÖRPERS

»Alles hat seine Zeit« gilt nicht nur für das Leben, es gilt auch für unsere Körper. Der Mensch ist von Natur aus ein rhythmisches Wesen. Es gibt im menschlichen Organismus nichts, was keinem Rhythmus folgt. Sämtliche Rhythmen des Körpers sind synchronisiert und fein aufeinander abgestimmt. Werden sie nicht oder zu wenig beachtet, kommt es auf lange Sicht zu vielfältigen körperlichen und seelischen Störungen: Das Immunsystem arbeitet nicht richtig, Stoffwechselprozesse verlaufen nicht reibungslos, die Organe regenerieren sich nicht vollständig in den Ruhephasen, das Nervensystem ist ständig überreizt etc.

Ich möchte Sie einladen, sich mit den Rhythmen und Zyklen Ihres Körpers zu beschäftigen. Kennen Sie Ihren Bio-Rhythmus? Notieren Sie sich Ihren Monatszyklus? Sind Sie sich Ihrer persönlichen Wohlfühl-Kurve bewusst? Denken Sie ein wenig darüber nach. Wie verläuft dieser Rhythmus? Was beeinflusst ihn? Wie geht es Ihnen damit?

In einem indianischen Tarot-Set habe ich die »Hour of Power« kennengelernt, die Stunde des Tages, in der Sie die beste Verbindung zu Ihrer ureigenen Kraft haben. Finden Sie heraus, welche das ist, und nutzen Sie diese Stunde wenn irgend möglich für sich ganz allein, um aufzutanken, Kraft zu schöpfen und um sich ganz mit sich selbst zu verbinden.

MEDITATION: REISE INS ERDELEMENT

Gut im Körper verankert zu sein ist eine wichtige Voraussetzung für spirituelle Arbeit. Mit der folgenden Meditation sorgen Sie dafür, dass Sie gut geerdet sind.

Setzen oder legen Sie sich bequem hin und schließen Sie die Augen.
Stellen Sie sich eine Landschaft vor, die Sie mit dem Begriff »fruchtbare Erde« verbinden, z. B. einen Acker.
Gehen Sie mit allen Sinnen in dieses Bild hinein. Fühlen Sie den Wind oder die Sonne auf Ihrer Haut. Nehmen Sie den Geruch der Erde wahr. Zerkrümeln Sie einen Brocken Erde zwischen den Fingern. Spüren Sie die Erde unter Ihren Füßen.
Lassen Sie sich dann nach und nach aufrecht in den Boden hineinsinken, immer tiefer, bis Sie schließlich mit Ihrem ganzen Körper unter der Erde sind.
Wie fühlen Sie sich? Was nehmen Sie wahr? Wer oder was begegnet Ihnen dort?
Erkunden Sie den Ort, an dem Sie angekommen sind. Was fällt Ihnen auf?
Wenn Sie sich nicht wohlfühlen, fragen Sie sich, was Sie brauchen, um sich wohlzufühlen.

Wer oder was könnte Ihnen dabei helfen?

Bitten Sie um Hilfe und warten Sie ab, was geschieht.

Seien Sie offen und urteilen Sie nicht, egal, wer oder was nun auf Sie zukommt.

Wenn Sie sich besser fühlen, überlegen Sie, was Sie hier tun möchten. Ist Ihnen das allein nicht geheuer, bitten Sie um eine Begleitung. Auch hier gilt wieder: offen für alles sein und nicht urteilen.

Erkunden Sie den Ort, an dem Sie sich befinden. Achten Sie auf Ihre Atmung und Ihre Gefühle. Sobald Sie sich unwohl fühlen, halten Sie inne und wenden Sie sich diesem Gefühl zu.

Wenn Sie das Gefühl haben, es ist an der Zeit, wieder zu gehen, danken Sie denjenigen, denen Sie hier begegnet sind, und verabschieden Sie sich.

Vielleicht gibt es noch eine Botschaft oder ein Geschenk für Sie?

Kehren Sie auf demselben Weg zurück, auf dem Sie gekommen sind.

Lassen Sie Ihren Körper langsam aufrecht durch den Boden zu Ihrem Ausgangspunkt zurückkehren.

Spüren Sie nach, wie Sie sich fühlen, wie Ihr Körper sich anfühlt.

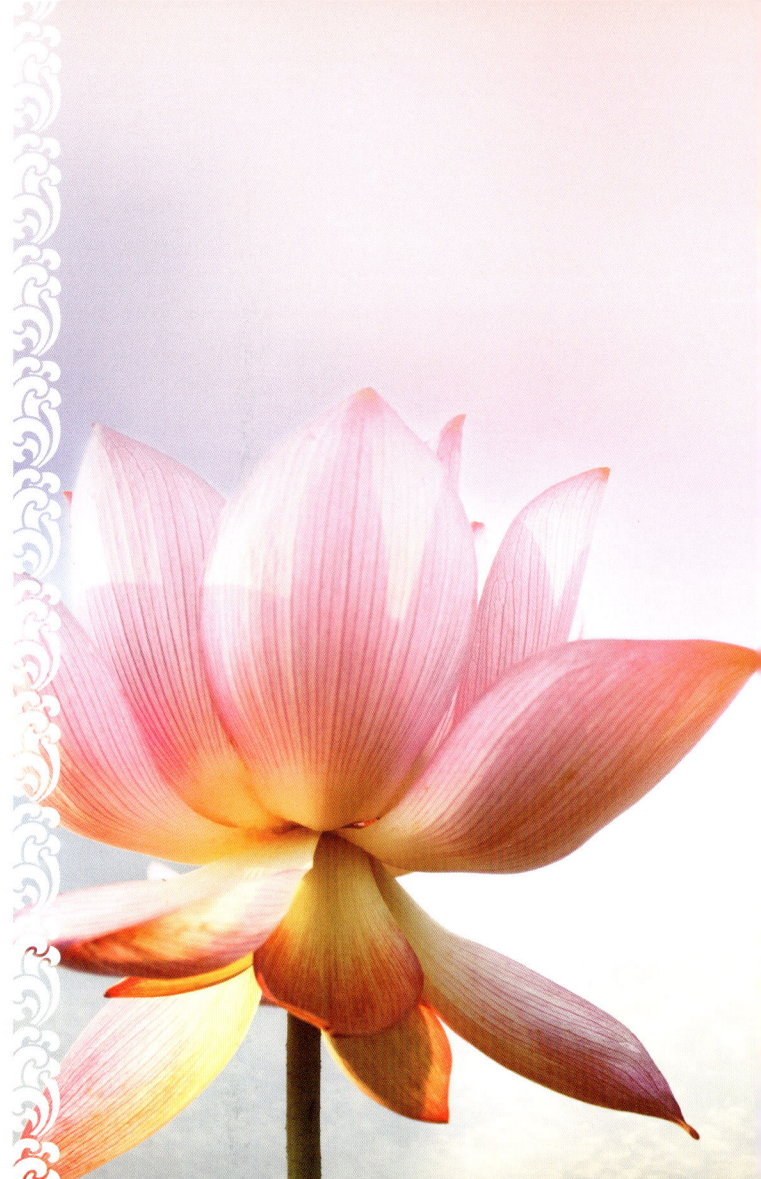

GANESHA-MUDRA
✳ **Macht das Herz offen und weit**

Die Ganesha-Mudra öffnet das Herz und schenkt Mut und seelische Kraft. Sie löst Verspannungen im Brustraum. Bei Problemen mit den Bronchien und mit der Lunge kann sie ergänzend zur medizinischen Behandlung ausgeführt werden.

Heben Sie die linke Hand mit der Handinnenfläche nach außen in Herzhöhe.
Haken Sie die rechte Hand (Handaußenseite nach außen) in die linke ein.
Lassen Sie die Hände eingehakt und ziehen Sie sie beim Ausatmen kräftig auseinander. Lösen Sie die Spannung beim Einatmen.
Wiederholen Sie dies fünf Mal. Dann legen Sie die Hände auf das Brustbein ab und spüren kurz nach.
Wiederholen Sie die Übung mit der rechten Handfläche nach außen.

Möchten Sie mehr wissen?
Dieses Mudra ist benannt nach dem Elefantengott Ganesha. Ganesha, Sohn des Gottes Shiva und seiner Frau Parvati, der Muttergöttin, ist eine der beliebtesten Gottheiten des Hinduismus. Er steht für Intelligenz, Wissen, Weisheit, Erfolg und Ausdauer. Er sorgt für die Hindernisse im Leben eines Menschen und ist gleichzeitig zuverlässig und helfend zur Stelle, wenn es um deren Beseitigung geht. Ganesha heißt übersetzt »Herr der Scharen« oder »Herr des Volkes«. Die Menschen in Indien rufen Ganesha an vor einer Prüfung, anlässlich einer Hochzeit oder eines Einzugs und vor jeder neuen Unternehmung. Die Bauern beten zu Ganesha für gutes Wachstum ihrer Pflanzen und für reiche Ernte.

◆

Wer sich etwas Gutes tun will,
muss es verschwenderisch tun.
Frei nach Martin Luther

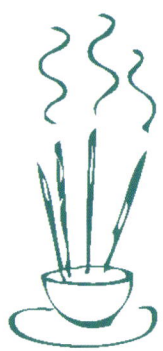

IM GEIST DER DANKBARKEIT

In dem Vortrag eines spirituellen Lehrers habe ich vor vielen Jahren den Satz gehört: »Dankbarkeit ist eine Liebeserklärung an das Leben.«

Wofür sind Sie dankbar? Schreiben Sie spontan zehn Punkte in Ihr Notizbuch – Eigenschaften, Menschen, Naturerscheinungen, materielle Dinge.

Ich möchte Sie ein wenig herausfordern: Belassen Sie es nicht bei den zehn Dingen, die Sie gefunden haben. Machen Sie diese Übung von nun an zum festen Bestandteil Ihres Tages und versuchen Sie, jeden Tag noch etwas mehr zu finden, wofür Sie dankbar sein können.

Wollen Sie noch einen Schritt weitergehen? Dann vertiefen Sie Ihre Liste, wie im Folgenden beschrieben:

Ich bin dankbar für meinen bequemen Lesesessel.
Frage: Wie ist der Sessel zu Ihnen transportiert worden?
Ich bin dankbar für die Mitarbeiter des Lieferservices …, die mir den Sessel nach Hause gebracht haben.
Frage: Wer hat Ihnen den Sessel verkauft?
Ich bin dankbar für den Mitarbeiter des Geschäftes …, bei dem ich den Sessel gekauft habe.
Frage: Wer hat den Sessel angefertigt?
Ich bin dankbar für die Mitarbeiter der Firma …, die den Sessel angefertigt hat.

Frage: Wer hat den Sessel entworfen?
Ich bin dankbar für die Designer der Firma …, die den Sessel entworfen hat.
Und so weiter.

Versuchen Sie, möglichst viele Fragen zu stellen. Je mehr, desto besser. Diese Übung lässt sich übrigens auch wunderbar mit Kindern machen.

Je länger Sie sich mit der Übung beschäftigen, desto klarer wird Ihnen, wie alles miteinander zusammenhängt und was alles in der Vergangenheit entstehen und geschehen musste, damit Sie sich heute gemütlich in Ihren Sessel setzen können.

Stellen Sie sich vor, dass alle Menschen, alle Ideen, alle Prozesse, alle Firmengründungen nur den einen Zweck hatten, Ihnen diesen Sessel zur Verfügung zu stellen.

Ist das nicht großartig? Drücken Sie Dankbarkeit aus für jedes kleine Detail dieses Prozesses. Dankbarkeit ist die beste Glücksstrategie.

AFFIRMATION FÜR MEISTERINNEN

Den Prozess des eigenen Lebensweges, Ihrer ganz eigenen Entwicklung können Sie wunderbar mit Affirmationen unterstützen. Mit diesen kleinen Sätzen praktizieren Sie freundlichen und liebevollen Umgang mit sich selbst. Affirmationen sind bewusst formulierte positive Gedanken, die uns beim Erreichen unserer Ziele und beim Erfüllen unserer Wünsche helfen können. Sie sind sehr hilfreich, wenn Sie in negativen Gedanken feststecken, sich häufig Sorgen machen, grübeln und das Leben zu schwernehmen. Beginnen Sie mit Affirmationen zu einem bestimmten Thema: Gesundheit, Beziehungen etc. Formulieren Sie einige positive Sätze dazu, vermeiden Sie dabei Verneinungen.

Wählen Sie Sätze aus, die Ihnen ein gutes Gefühl verschaffen. Lesen oder schreiben Sie diese Sätze mindestens einmal täglich und spüren Sie die Gefühle von Zufriedenheit, Wohlbefinden, Freude usw., die dabei auftauchen. Sie können auch Post-its mit Affirmationen in Ihrer Wohnung verteilen.

Regelmäßiges Arbeiten mit Affirmationen lässt neue Denkmuster entstehen und kann die Grundlage für Gesundheit und Wohlbefinden schaffen. Sehr wahrscheinlich werden bei Ihrer Arbeit mit Affirmationen Widerstände oder negative Kommentare auftauchen. Nehmen Sie diese zur Kenntnis, sagen Sie zu jedem einzelnen »Danke, dass du vorbeigekommen bist« und lassen Sie sie wieder ziehen.

Die folgende Affirmation hilft Ihnen, Ihr Herz zu öffnen – für sich und für die Menschen um Sie herum.

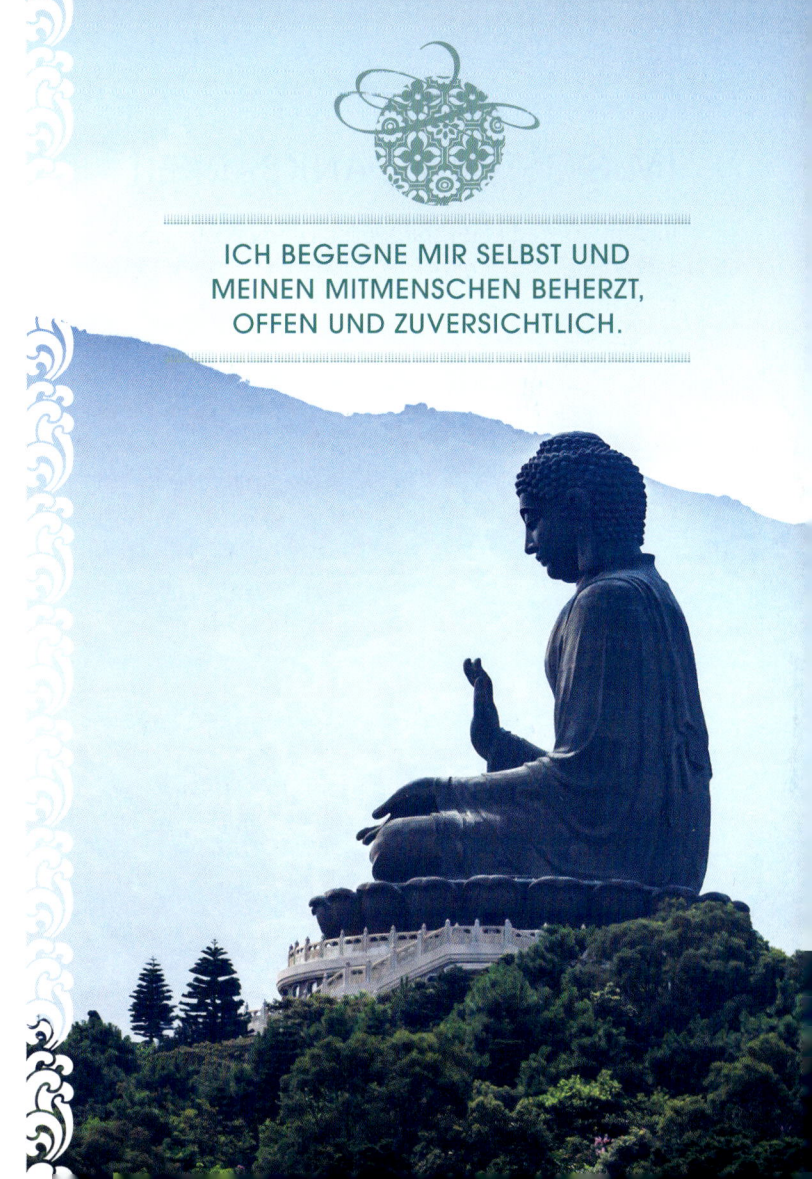

ICH BEGEGNE MIR SELBST UND MEINEN MITMENSCHEN BEHERZT, OFFEN UND ZUVERSICHTLICH.

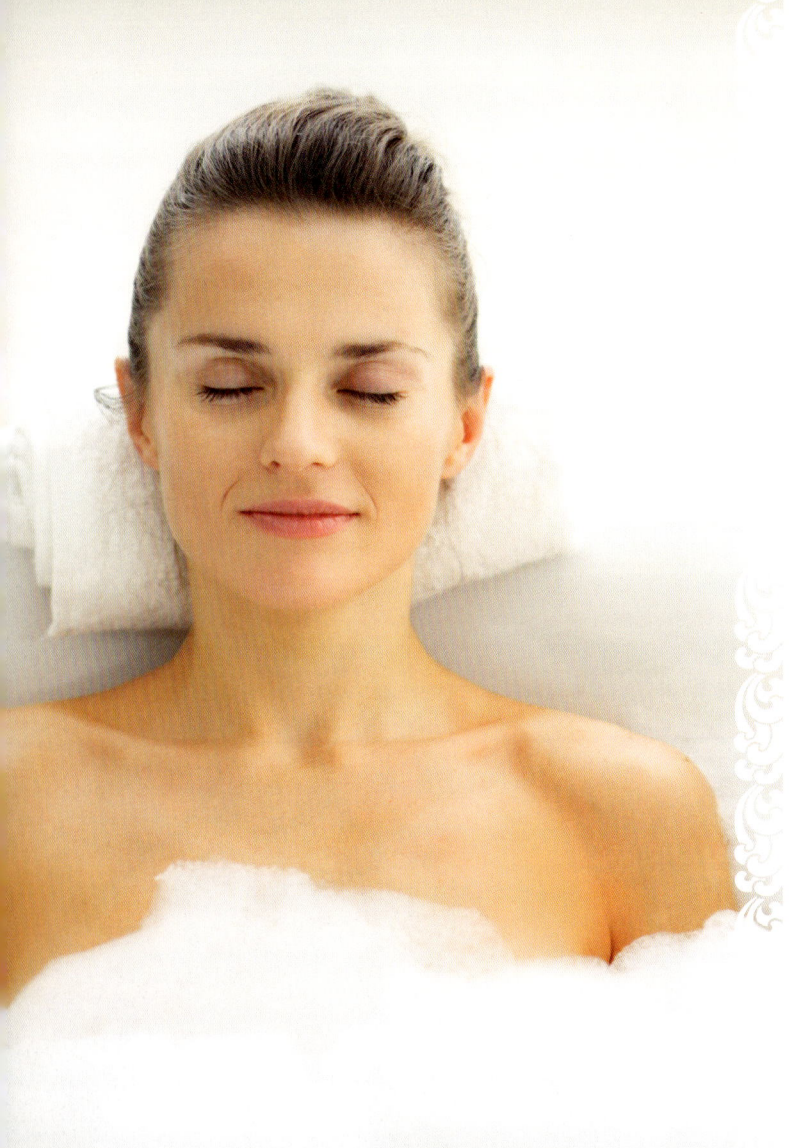

DIE ARCHETYPEN DER SEELE

Der weibliche Organismus hat eine ganz besondere Beziehung zu den Rhythmen und Zyklen des Lebens. In vielen alten Kulturen, u. a. bei den Kelten, den indianischen Ureinwohnern und den Indern war die Dreiheit von Geburt – Entwicklung – Tod oder Werden – Sein – Vergehen zentraler Bestandteil des Weltverständnisses. Jeder dieser Aspekte enthält einen besonderen Segen. Ihn zu verstehen und seine Bedeutung für das eigene Leben zu entschlüsseln, kann eine spannende Aufgabe sein. Besonders hilfreich ist in diesem Zusammenhang die Arbeit mit Symbolen oder Symbolfiguren, die die Archetypen in unserer Seele ansprechen.

GÖTTINNENMEDITATION

Die Jung'sche Analytikerin Jean Shinoda Bolen hat den einzelnen Phasen im Leben einer Frau griechische Göttinnen zugeordnet. Ein paar davon möchte ich Ihnen hier vorstellen:

Persephone, Göttin der Unterwelt und der Fruchtbarkeit

Zeit der Pubertät, 14. bis 21. Lebensjahr
Ausbildung der eigenen Weiblichkeit,
Zeit großer Verletzlichkeit

Artemis, Göttin der Jagd und des Waldes

Zeit der ersten Berufstätigkeit, der Unabhängigkeit,
21. bis 28. Lebensjahr
»Ich erobere die Welt«, Kraft und Stärke,
Freude am Wettbewerb

Hera, Göttin der Ehe, der Bindung und der Familie

Zeit der Familiengründung, 28. bis 35. Lebensjahr
Bindung, Gemeinschaft, Schutz der Familie

Hestia, Göttin des Herdfeuers

die Zeit der Wechseljahre, ab dem 49. Lebensjahr
Lebensweisheit, in sich ruhen, Zeit der Spiritualität

Ich möchte Ihnen vorschlagen, sich mit der Göttin, die symbolisch für Ihre Lebensphase steht, zu beschäftigen. Lesen Sie darüber, schauen Sie sich Bilder oder künstlerische Darstellungen an, meditieren Sie über deren Eigenschaften.

Schließen Sie dann die Augen.
Verbinden Sie sich bewusst mit Ihrem Atem.
Lassen Sie Ihren Körper und Geist ruhig werden.
In dieser gesammelten Ruhe sprechen Sie im Geiste den Namen der Göttin, die Ihnen gerade am nächsten ist. Rufen Sie sie im Geiste.
Hat sie eine Botschaft für Sie? Taucht irgendetwas auf? Eine Weisheit aus Ihrem Inneren?
Machen Sie dies, solange es Ihnen Freude macht.

Es ist immer wieder eine faszinierende Erfahrung, wenn wir uns auf Seelenebene bewusst mit den Kräften verbinden, die uns archteypisch zur Verfügung stehen und die uns auch beeinflussen.
Wenn es Ihnen Freude macht, können Sie sich in einer solchen Meditation auch mit Ihrer Mutter oder Ihren Großmüttern verbinden, mit deren Stärken, die Sie in sich nähren wollen und die Ihnen in schwierigen Zeiten zur Verfügung stehen.

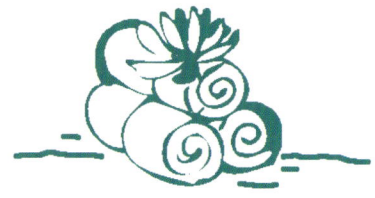

VERWÖHNANWENDUNGEN

Die hier vorgestellten Anwendungen folgen dem Motto Ihres dritten Bademanteltages: Glanzpunkte setzen. Bringen Sie Ihr Gesicht zum Strahlen mit einer Kürbis-Sahne-Maske oder einem Heilerde-Kamillen-Peeling, sorgen Sie für Glanz im Haar mit der Kokosöl-Mango-Kur oder verwöhnen Sie Körper und Seele mit einem Vollmondbad.

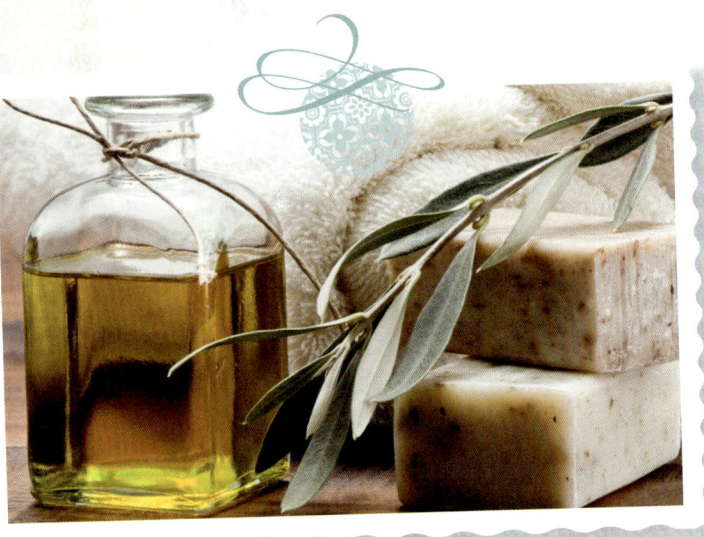

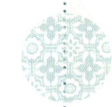

CHECKLISTE – DAS SOLLTEN SIE ZU HAUSE HABEN

* Avocado
* Couscous
* Eigelb
* Heilerde
* flüssigen Honig
* Hokkaido-Kürbis
* Honig
* Honigöl
* Hyazinthenöl
* Kamillentee
* Kokosöl
* Mandelöl
* Mangos
* Mulsifan
* Olivenöl
* Quark
* Rosenöl
* Sahne
* Sandelholzöl
* Vanilleöl
* Ylang-Ylang-Öl
* Zitrone

DER DUFT DES DRITTEN BADEMANTELTAGES: YLANG-YLANG

Ylang-Ylang, übrigens ein Bestandteil des Parfums Chanel No 5., hat eine süßliche, weiche Duftnote. Traditionell gilt es als »Liebesöl« und als Aphrodisiakum: Es regt die Sinne an, öffnet das Herz für Neues und stimmt ein auf die schöne, sinnliche Seite des Lebens. Stimmungsschwankungen werden ausgeglichen, das Selbstvertrauen wird gestärkt. Ylang-Ylang hat eine positive Wirkung auf die Haut, u. a. gibt es ihr Feuchtigkeit zurück.

Ich möchte Ihnen dieses Öl für Ihren Meisterinnen-Bademanteltag empfehlen, damit es Ihnen noch leichter fällt, Ihr Herz für sich selbst zu öffnen, und damit Sie Ihre eigene Sinnlichkeit und Schönheit besser wahrnehmen können.

Füllen Sie das Schälchen der Duftlampe zu zwei Dritteln mit Wasser und geben Sie ca. fünf Tropfen Ylang-Ylang-Öl hinzu. Wenn Sie keine Duftlampe haben, können Sie das Öl auch auf einen Duftstein oder auf ein Stofftaschentuch tropfen. In dem Fall brauchen Sie einen bis zwei Tropfen Öl.

◆

WICHTIG: Verwenden Sie ätherische Öle möglichst in Bio-Qualität, da es bei synthetisch hergestellten Ölen leicht zu Kopfschmerzen, Reizungen der Schleimhäute und zu allergischen Symptomen kommen kann.

KÜRBIS-SAHNE-MASKE – REGT DIE HAUTERNEUERUNG AN

4 TL GEKOCHTER HOKKAIDO-KÜRBIS
1 TL HONIG
1 TL SAHNE

Alle Zutaten in eine Schüssel geben und gut miteinander vermischen. Die Mischung mit kreisenden Bewegungen auf das Gesicht auftragen. Nach ca. fünfzehn Minuten mit lauwarmem Wasser abwaschen. Wie gewohnt pflegen.

* *Kürbis wirkt anti-oxidativ, hilft gegen Unreinheiten und regt die Hauterneuerung an.*
* *Honig bindet viel Feuchtigkeit, macht die Haut geschmeidig, fördert Heilungsprozesse.*
* *Milch ist eines der ältesten Schönheitsmittel der Welt. Sie pflegt und beruhigt die Haut, schützt vor Austrocknung, glättet und regeneriert.*

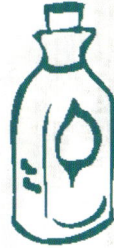

HEILERDE-KAMILLE-PEELING – BEI GEREIZTER, EMPFINDLICHER GESICHTSHAUT

5 BIS 6 EL KAMILLENTEE, FRISCH AUFGEBRÜHT

3 EL HEILERDE

Den Tee mit der Heilerde gründlich verrühren, bis eine glatte Paste entsteht.

Die Paste mit den Fingern oder mit einem Pinsel auf das Gesicht auftragen und zehn bis fünfzehn Minuten einwirken lassen. Mit einem feuchten Tuch vorsichtig abrubbeln, dann gründlich mit lauwarmem Wasser nachspülen. Die Haut anschließend wie gewohnt pflegen.

* *Kamillentee beruhigt die Haut.*
* *Heilerde wirkt gegen Hautirritationen und kleine Unreinheiten.*

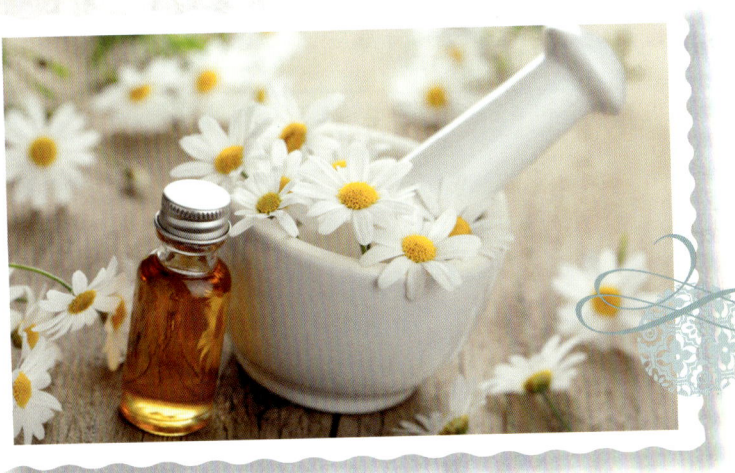

VOLLMONDBAD – UMSCHMEICHELT KÖRPER UND SEELE

(DIESE MISCHUNG REICHT FÜR FÜNF VOLLBÄDER)

80 ML OLIVENÖL

10 ML MULSIFAN (KALTEMULGATOR FÜR DIE HERSTELLUNG VON ÖLBÄDERN, ERHÄLTLICH Z. B. BEI SPINNRAD)

4 ML SANDELHOLZÖL

3 ML HYAZINTHENÖL

3 TROPFEN ROSENÖL

Vermischen Sie alle Zutaten gründlich. Kühl und dunkel aufbewahrt hält die Mischung übrigens ca. drei Monate. Für ein Vollbad braucht man ca. 1/5 der zubereiteten Menge.

* *Olivenöl wirkt gewebe- und hautschützend sowie anti-oxidativ.*
* *Ätherisches Sandelholzöl spendet der Haut Feuchtigkeit.*
* *Ätherisches Hyazinthenöl und ätherisches Rosenöl schmeicheln Haut und Seele*

HONIG-VANILLE-MASSAGEÖL ZUR ENTSPANNUNG UND BERUHIGUNG

100 ML MANDELÖL

1 EL FLÜSSIGER HONIG, IN BIO-QUALITÄT ODER DIREKT VOM IMKER

5 TROPFEN ÄTHERISCHES HONIGÖL

2 TROPFEN ÄTHERISCHES VANILLEÖL

Vermischen Sie alle Zutaten gut miteinander und massieren Sie Ihren ganzen Körper oder auch nur besonders verspannte Bereiche damit.

* *Mandelöl ist wegen seiner hautfreundlichen Eigenschaften eine gute Grundlage für ein Massageöl.*
* *Honig bindet viel Feuchtigkeit, macht die Haut geschmeidig, fördert Heilungsprozesse.*
* *Ätherisches Honigöl beruhigt Haut und Seele.*
* *Ätherisches Vanilleöl beruhigt Haut und Seele.*

KOKOSÖL-MANGO-KUR FÜR KRÄFTIGES UND GLÄNZENDES HAAR

2 MANGOS

SAFT VON ½ ZITRONE

2 EIGELB

4 TL KOKOSÖL

WENN IRGEND MÖGLICH, VERWENDEN SIE ALLE ZUTATEN IN BIO-QUALITÄT!

Die Mangos schälen, das Fruchtfleisch in kleine Stückchen schneiden. Mit den anderen Zutaten in eine Schüssel geben. Mixen oder pürieren, bis ein dickflüssiger Brei entstanden ist. Auf das frisch gewaschene, leicht getrocknete Haar auftragen. Nach ca. einer halben Stunde mit viel lauwarmem Wasser ausspülen.

* *Mango sorgt für kräftiges, glänzendes Haar.*
* *Zitrone hat eine noch stärkere Bleichwirkung als Kamille.*
* *Eigelb hilft bei trockenen Haaren.*
* *Kokosöl pflegt und bringt Glanz ins Haar.*

AVOCADO-QUARK-HONIG-PACKUNG ZUM VERWÖHNEN DER HÄNDE

½ REIFE AVOCADO

2 EL QUARK

1 EL HONIG

1 TL ZITRONENSAFT

ACHTUNG: HILFE BEIM AUFTRAGEN ERFORDERLICH

Die Avocado schälen, sehr fein pürieren und gründlich mit den restlichen Zutaten vermischen. Die Packung großzügig auf den Händen verteilen. Die Hände mit Frischhaltefolie umwickeln, zusätzlich noch ein Geschirrtuch oder ein kleines Handtuch darüberwickeln. Ca. zwanzig Minuten einwirken lassen. Mit viel warmem Wasser abspülen.

✱ *Avocado pflegt und kräftigt, fördert die Neubildung von Zellen und wirkt ausgleichend bei trockener Haut.*

✱ *Quark löst abgestorbene Hautschüppchen, spendet Feuchtigkeit, beruhigt die Haut und wirkt straffend.*

✱ *Honig bindet viel Feuchtigkeit, macht die Haut geschmeidig, fördert Heilungsprozesse.*

✱ *Zitronensaft wirkt durchblutungsfördernd, strafft die Haut, erhält den Säureschutzmantel.*

COUSCOUS-FUSSPEELING FÜR ZARTE FÜSSE

1 TASSE COUSCOUS

3 EL OLIVENÖL

Den Couscous zusammen mit dem Olivenöl erwärmen. Auf die Füße auftragen, leicht einmassieren und ca. fünfzehn Minuten einwirken lassen. Mit viel warmem Wasser abspülen.

✱ *Couscous ist ideal zum sanften Abrubbeln der Haut.*

✱ *Olivenöl wirkt gewebe- und hautschützend sowie anti-oxidativ.*

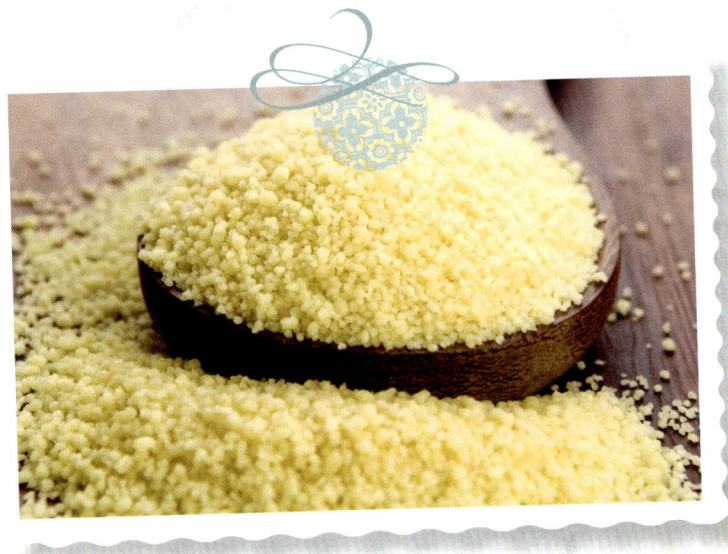

KULINARISCHE KÖSTLICHKEITEN

Nach den Glanzpunkten des Pflegeprogramms für diesen Bademanteltag kommen jetzt die Glanzpunkte für das Auge und für den Geschmackssinn. Laden Sie sich selbst ein, an dem festlich gedeckten Tisch Platz zu nehmen, erklären Sie sich selbst zum Ehrengast. Weil Sie es sich wert sind.

In dem nun folgenden Rezeptteil finden Sie ein Getränk, einen Snack, eine Suppe und etwas Süßes. Die Rezepte sind auch für Ungeübte leicht zu kochen. Was Sie dafür einkaufen müssen, bekommen Sie im Supermarkt. Die Zutaten, die vor Stressfolgen schützen und das Nervensystem stärken, sind kurz erläutert.

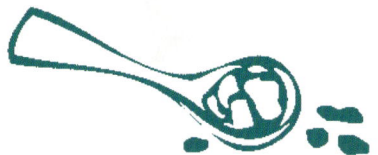

ORIGINAL IRISH COFFEE

Nur Irish Coffee vereint in einem einzigen Glas die vier wesentlichen Nahrungsmittel-Kategorien: Koffein, Zucker, Fett und Alkohol. Aus Irland

2 EL GUTER IRISCHER WHISKEY

1 TL BRAUNER ZUCKER

1 BECHER STARKER SCHWARZER KAFFEE

FRISCHE SAHNE, LEICHT GESCHLAGEN

Ein feuerfestes Whisky-Glas oder Irish-Coffee-Glas mit kochendem Wasser füllen. Das Glas soll warm sein. Dann das Wasser weggießen.

Whiskey und Zucker in das Glas geben, umrühren, bis der Zucker sich ganz aufgelöst hat. Den heißen Kaffee in das Glas gießen, nicht ganz vollmachen.

Die Sahne nur leicht aufschlagen und vorsichtig, am besten über einen umgedrehten Teelöffel, auf den Kaffee gießen. Die Sahne nicht unterrühren. Kaffee und Whiskey werden durch die Sahne getrunken.

Den Original Irish Coffee heiß servieren und heiß trinken.

SATEY-SPIESSE MIT SCHARFER ERDNUSS-SOSSE
Ich wünsche, dass jeder Bauer sonntags sein Huhn im
Topf hat. Heinrich IV.
(FÜR 2 PORTIONEN)
200 G HÄHNCHENBRUST IN BIO-QUALITÄT,
IN FEINE STREIFEN GESCHNITTEN
½ TL LIMETTENSAFT
½ EL SOJASOSSE
PFEFFER AUS DER MÜHLE
ÖL ZUM BRATEN
½ CHILISCHOTE, ROT
80 ML KOKOSMILCH, UNGESÜSST
1 EL ERDNUSSBUTTER
1 EL SOJASOSSE

Die Hähnchenstreifen wellenförmig auf vier Holzspieße stecken.
Den Limettensaft mit der Sojasoße und Pfeffer verrühren.
Die Spieße mit der Marinade bestreichen.
Das Öl in der Pfanne erhitzen und die Spieße beidseitig je drei Minuten braten und warm stellen.
Die Chilischote entkernen, in Streifen schneiden und in derselben Pfanne kurz dämpfen.
Kokosmilch, Erdnussbutter und Sojasoße beigeben, gut verrühren und aufkochen.
Die Spieße auf eine Platte legen und die Soße im Schälchen dazustellen.

Dazu passt auch sehr gut Basmatireis.

* *Hähnchenfleisch enthält wenig Fett und viel Magnesium. Von allen Geflügelsorten hat es den höchsten Gehalt an Folsäure.*

* *Kokosmilch wirkt positiv auf das Gedächtnis und erzeugt Wärme im Körper.*

HEIDBÖHMERS APFEL-TIRAMISU
Liebe geht durch den Magen.
(SCHMECKT SO LECKER, DASS SIE GLEICH GANZ VIEL DAVON MACHEN SOLLTEN, AUCH FÜR IHRE FAMILIE, REICHT FÜR 6 PORTIONEN)
300 G LÖFFELBISKUITS
1 KG ÄPFEL
BUTTER ZUM ANDÜNSTEN
EVTL. 100 ML APFELSAFT
500 G MASCARPONE
500 G MAGERQUARK
1 PACKUNG VANILLEPUDDINGPULVER
EVTL. ETWAS MILCH
KAKAOPULVER ZUM BESTÄUBEN

Eine große Auflaufschale mit den Löffelbiskuits auslegen.
Die Äpfel schälen, das Kerngehäuse entfernen und in dünne Scheiben schneiden.

Etwas Butter in einem Topf zerlassen, die Apfelscheiben darin andünsten. Nach Belieben Apfelsaft hinzufügen. Mascarpone, Magerquark und Puddingpulver gut verrühren. Ist die Masse zu fest, nach Bedarf Milch zufügen.
Die Apfelscheiben auf den Löffelbiskuits verteilen.
Die Mascarpone-Quark-Masse darüber verteilen und glatt streichen.
Für ein paar Stunden kalt stellen.
Vor dem Servieren Kakaopulver darüberstäuben.
Das Tiramisu schmeckt am besten, wenn es über Nacht im Kühlschrank war.

✳ *Äpfel stärken die Nerven, wirken blutreinigend und schützen Haut und Augen in Zeiten der Belastung. An apple a day keeps the doctor away.*

✳ *Mascarpone ist reich an Calcium und daher gut für Muskeln und Nerven.*

✳ *Magerquark hat einen hohen Eiweißanteil bei einem sehr geringen Kaloriengehalt.*

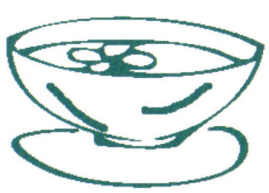

MARONENCREME-SUPPE

I castagni non fecero mai arance. Kastanienbäume haben noch nie Apfelsinen getragen. Aus Italien

(FÜR 2 PORTIONEN)
BUTTER
100 G MARONEN, GEVIERTELT
1 SCHALOTTE, GEVIERTELT
ZUCKER
½ STÜCK FRISCHER INGWER, GEWÜRFELT
½ KNOBLAUCHZEHE, LÄNGS HALBIERT
20 ML PORTWEIN, WEISS
80 ML GEFLÜGELBRÜHE
20 ML ORANGENSAFT
20 ML APFELSAFT
1/3 ZIMTSTANGE
ETWAS ORANGENSCHALE, UNBEHANDELT
SALZ
PFEFFER
FRISCHE SAHNE
ZUM GARNIEREN: PARMESAN, GERÖSTETE PINIENKERNE, ORANGENSAHNE (NACH GESCHMACK)

Die Butter in einem Topf auslassen. Die Maronen mit der Schalotte anschwitzen, dabei mit etwas Zucker karamellisieren. Ingwer und Knoblauch mit anschwitzen, alles mit dem Portwein ablöschen. Ca. fünf Minuten reduzieren lassen. Mit Geflügelbrühe, Orangensaft und Apfelsaft auffüllen.

Die Zimtstange und die übrigen Gewürze zugeben. Dreißig bis vierzig Minuten köcheln lassen. Die Zimtstange herausnehmen, mit Sahne auffüllen und das Ganze noch mal kurz aufkochen lassen.

Pürieren, abschmecken und je nach Konsistenz und Geschmack durch ein Sieb geben, sodass es eine feine Suppe ergibt.

Nach Geschmack garnieren.

* *Maronen enthalten hochwertiges Eiweiß und hochwertige Kohlenhydrate, zahlreiche Vitamine und wenig Fett.*
* *Ingwer sorgt für wohlige Wärme, wirkt gegen Müdigkeit und Erschöpfung, stärkt das Immunsystem und baut Körper und Seele wieder auf nach Zeiten der Belastung.*
* *Knoblauch hat eine positive Wirkung auf das Herz-Kreislauf-System.*
* *Zimt durchwärmt und kurbelt den Stoffwechsel an.*

LITERATUREMPFEHLUNGEN FÜR DEN DRITTEN BADEMANTELTAG

Jean Shinoda Bolen: *Göttinnen in jeder Frau*, München 1996.

Joan Borysenko: *Das Buch der Weiblichkeit – Der 7-Jahres-Rhythmus im Leben einer Frau*, München 2000.

Dr. med. Christiane Northrup: *Frauenkörper Frauenweisheit*, München 1994.

Luisa Francia: *Frauenkraft, Frauenweisheit*, München 2014.

LINKS ZU WEITERFÜHRENDEN INFORMATIONEN

www.schwarzmondfrauen.de

Wissen bewahren – weitergeben – entdecken

www.frauenwissen.at

Vorträge & Forschung zur Frauengeschichte

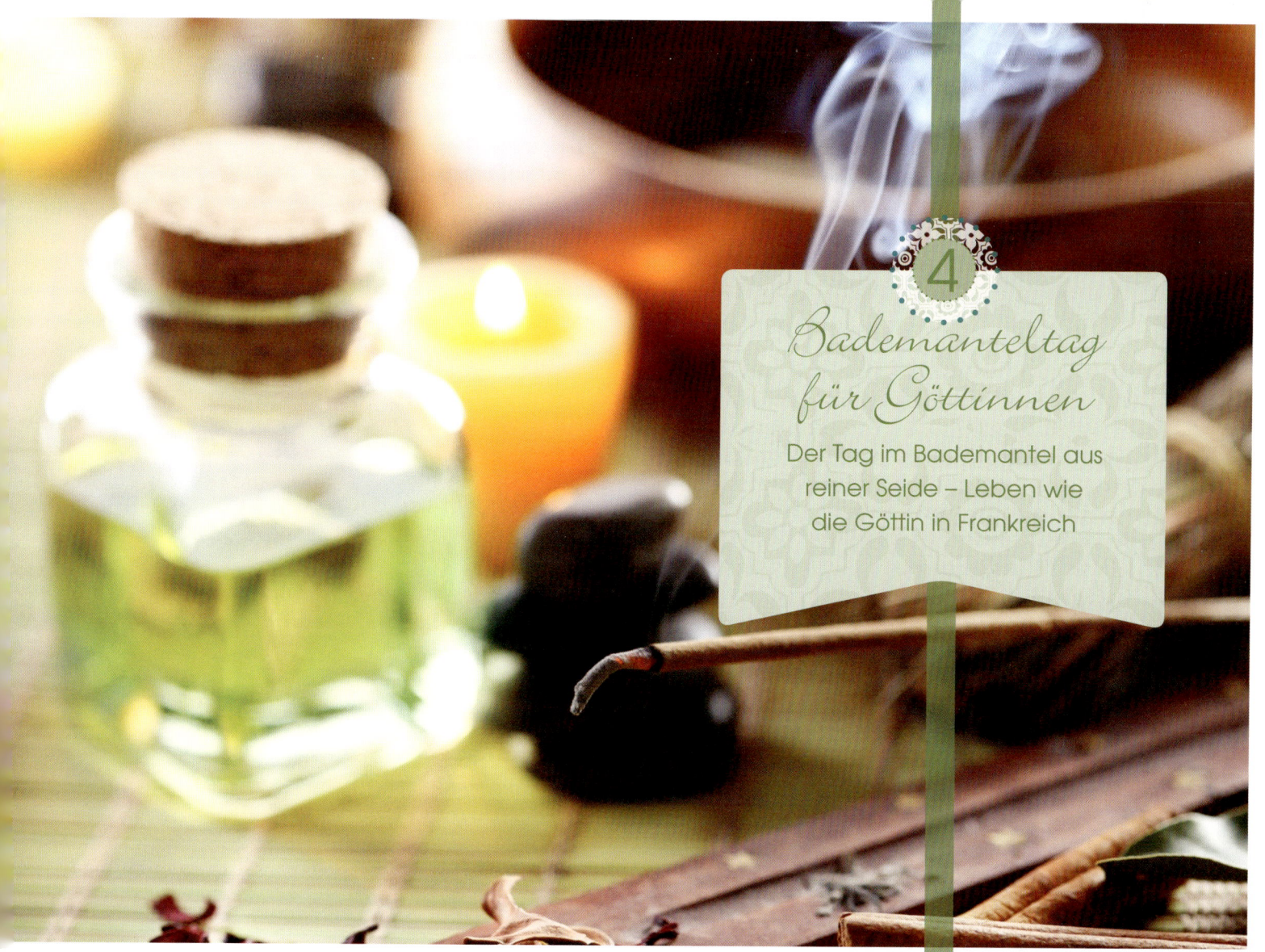

4

Bademanteltag für Göttinnen

Der Tag im Bademantel aus reiner Seide – Leben wie die Göttin in Frankreich

CHECKLISTE

Dieser Bademanteltag ist der richtige für Sie, wenn Sie sich in den folgenden Beschreibungen wiederfinden:

Sie fühlen sich wohl in Ihrer Haut, es geht Ihnen gut und Ihr Leben gefällt Ihnen. Sie haben erfüllende Beziehungen zu Ihrem Mann, Ihren Kindern, Ihren Freunden und übertragen diesen Menschen nicht die Verantwortung für Ihr persönliches Lebensglück. Sie wissen, dass Glück nicht von anderen Menschen oder äußeren Umständen abhängig ist. Was Ihr persönliches Verwöhnprogramm angeht, so haben Sie regelmäßige Zeit-für-mich-Tage in Ihrem Kalender stehen und Sie gönnen sich öfter mal ein familienfreies Wochenende oder ein Wellness-Hotel. Meditation ist kein Fremdwort für Sie. Sie praktizieren Yoga, Tai Chi oder Ähnliches.

Sie wissen sehr genau, wann Ihnen was guttut, und setzen das auch um. Ihre Sammlung an Verwöhnrezepten beeindruckt Ihre Freundinnen und eigentlich könnten Sie auch so ein Buch schreiben wie dieses? Jetzt sind Sie eigentlich nur noch neugierig darauf, ob Sie hier etwas finden, was Sie noch nicht kennen.

Ich hoffe, Sie können Ihre persönliche Rezeptesammlung um das eine oder andere Rezept aus diesem Kapitel ergänzen. In jedem Fall gilt: Verwöhnen Sie sich »nach Strich und Faden«! Ich wünsche Ihnen viel Freude für Ihren Göttinnen-Bademanteltag!

WAS SIE FÜR IHREN BADEMANTELTAG BRAUCHEN:

* ✳ ein paar Stunden Zeit
* ✳ einen Bademantel aus reiner Seide
* ✳ ein Paar warme Socken
* ✳ eine Decke oder eine Yoga-Matte
* ✳ eine Duftlampe
* ✳ ätherisches Jasminöl in Bio-Qualität
* ✳ ein extra-schönes Notizheft
* ✳ einen extra-schönen Füller oder Kugelschreiber

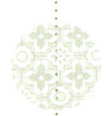

ZUR VORBEREITUNG:

* ✳ Familie und Freunden erklären, dass Sie heute freihaben und nicht gestört werden wollen
* ✳ das Handy ausschalten
* ✳ den Anrufbeantworter anmachen
* ✳ die Türklingel abstellen
* ✳ Lieblingsmusik auswählen
* ✳ wenn nötig, die Heizung aufdrehen
* ✳ die Duftlampe bereitstellen

und natürlich … den Bademantel anziehen!

HERZLICH WILLKOMMEN …

… zu Ihrem Bademanteltag in reiner Seide. Die Seide steht hier für das Außergewöhnliche, für die ausgeprägte Fähigkeit, sich an die Umstände anzupassen, und für die Schutzschicht, die sich bildet, wenn man in sich ruht. Das Motto des heutige Tages ist: Leben wie Göttin in Frankreich.
In welchen Bereichen Ihres Lebens gelingt Ihnen das sehr gut, in welchen noch nicht?
Wo fällt es Ihnen leicht, stark und selbstbewusst aufzutreten, ohne dabei Ihre weibliche, weiche, sinnliche Seite zu verstecken?
Wo passen Sie sich doch noch unbewusst an die männlich orientierte, dominante Art an?
Untersuchen Sie doch einmal einen ganz normalen Tag in Ihrem Leben in dieser Hinsicht.
Welcher Ihrer Anteile steht im Vordergrund, wenn Sie sich um Familie, Freunde, Privatleben kümmern?
Welcher, wenn es um Ihre Arbeit geht?
Wo macht es Ihnen Freude, sich weiblich und voller Hingabe zu zeigen? Wo bereitet Ihnen das Unbehagen?
Wo erleben Sie sich als Macherin – dominant, bestimmend, autoritär? Und wie geht es Ihnen damit?
Schreiben Sie Ihre Antworten in Ihr Notizheft. Gehen Sie das, was Sie geschrieben haben, dann noch einmal durch und achten Sie beim Lesen auf die Signale Ihres Körpers.

ZUR EINSTIMMUNG

Alle spirituellen Lehrer haben darauf hingewiesen, dass der Mensch nicht isoliert, also unabhängig von seinen Mitmenschen und seiner Umwelt, betrachtet werden kann. Unsere Taten, unsere Worte und unsere Gedanken haben viel mehr Einfluss, als wir uns vorstellen können. Besonders wichtig ist dabei, was wir über uns selbst denken. Wenn wir selbst uns ablehnen, lehnen wir das Göttliche in uns ab und entfernen uns von unserem göttlichen Kern, von der Quelle der Liebe.
Bevor Sie auf den folgenden Seiten untersuchen, wie Sie persönlich mit dem Großen Ganzen verbunden sind, möchte ich Sie mit dem folgenden Text von Hildegard von Bingen einstimmen. Die These »Alles ist mit allem verbunden« war einer der Grundpfeiler ihrer Arbeit.

HIER SCHLIESST SICH DER KREIS. ERINNERN SIE SICH:
Ohne Sie
wäre die Welt nicht vollständig
würde die Sonne nicht so hell scheinen
würden die Vögel morgens nicht so laut singen
und die Sterne nachts nicht so hell funkeln.

Alles ist mit allem verbunden.
Wir müssen auf unsere Seelen hören, wenn wir
gesund werden wollen. Letztlich sind wir hier, weil
es kein Entrinnen vor uns selbst gibt. Solange der
Mensch sich nicht selbst in den Augen und im
Herzen seiner Mitmenschen begegnet, ist er auf
der Flucht. Solange er nicht zulässt, dass seine
Mitmenschen an seinem Innersten teilhaben, gibt
es keine Geborgenheit. Solange er sich fürchtet,
durchschaut zu werden, kann er weder sich selbst
noch andere erkennen, er wird allein sein.
Hildegard von Bingen

Das kleinste Samenkorn trägt ...
das Große Ganze in sich und entwickelt es im
Zusammenhange mit dem großen Lebensganzen.
So trage auch ich als Mensch die ganze
Vergangenheit, die Fülle der Gegenwart
und den Reichtum der Zukunft in mir.
Friedrich Fröbel

Wie innen, so außen, wie außen, so innen – heißt es schon in den jahrtausendealten hermetischen Gesetzen. Alles ist in allem enthalten und alles ist mit allem verbunden. In unserer stark individualisierten Welt vergessen wir das allzu oft.

Alles ist mit allem verbunden
Ich möchte Sie einladen, sich darauf zu besinnen, wie sehr Sie in Ihrem Alltag mit allen und allem verbunden sind, ohne dass es Ihnen bewusst ist.
Wenn Sie angestellt sind und Ihre tägliche Arbeit verrichten, wer wird davon beeinflusst außer Ihrem Chef und Ihren Kollegen? Wie ist es mit der Computerfirma, deren Geräte Sie benutzen? Mit dem Büromaterialhersteller, dessen Stifte und Locher oder Hefter Sie benutzen? Mit dem Kunden, der schließlich die Dinge nutzt, die Ihre Firma herstellt?

THEMA DES VIERTEN BADEMANTELTAGES: IHRE ROLLE IN DEM GROSSEN GANZEN

Wo und wie bin ich eingebettet in das Große Ganze? Was kann ich zu dem Großen Ganzen beitragen?
Wenn Sie im Göttinnen-Stadium angekommen sind, dreht sich Ihre Welt nicht länger nur um Sie, sondern um das Größere, was uns umgibt, und darum, was Sie dazu beitragen können. Diese Sätze bekommen eine neue Bedeutung. Sie wissen um Ihren Wert und stellen ihn nicht mehr infrage. Sie wissen, dass Sie ein kleiner Teil eines Großen Ganzen sind und dass Sie auch als kleiner Teil wichtig sind.

Erstellen Sie ein Liste mit allen Menschen, die Ihnen einfallen, mit denen Sie direkt oder indirekt über Ihre Arbeit verbunden sind.

Wenn Sie selbstständig sind, denken Sie darüber nach, mit welchen Menschen Sie außer Ihren Kunden verbunden sind. Wer profitiert von Ihrer Arbeit und wie wird dieser Gewinn weitergegeben, auf materielle Art und auch auf immaterielle?

Erstellen Sie eine Liste mit allen Menschen, die Ihnen einfallen, die von Ihrer Arbeit direkt oder indirekt profitieren.

Es gibt so viele Menschen, ohne die Sie nicht genau die geworden wären, die Sie heute sind. Sie sind eingewoben in ein Netz gegenseitiger Beeinflussung. Machen Sie sich täglich aufs Neue bewusst, wie sehr Sie mit den Menschen um Sie herum verbunden sind und wie wichtig Ihre Rolle in dem Großen Ganzen ist.

Und denken Sie immer daran: Das, was durch Sie in diese Welt kommt, kann nur durch Sie kommen und durch niemand anderen.

Vielleicht schreiben Sie in Ihr Notizbuch eine Liste der Namen aller Menschen, denen Sie dankbar sind.

Und dann machen Sie eine Liste Ihrer Qualitäten, für die Sie dankbar sind.

Was kommt durch Sie auf ganz einzigartige Weise in die Welt? Sie sind eine Göttin, also keine falsche Bescheidenheit!

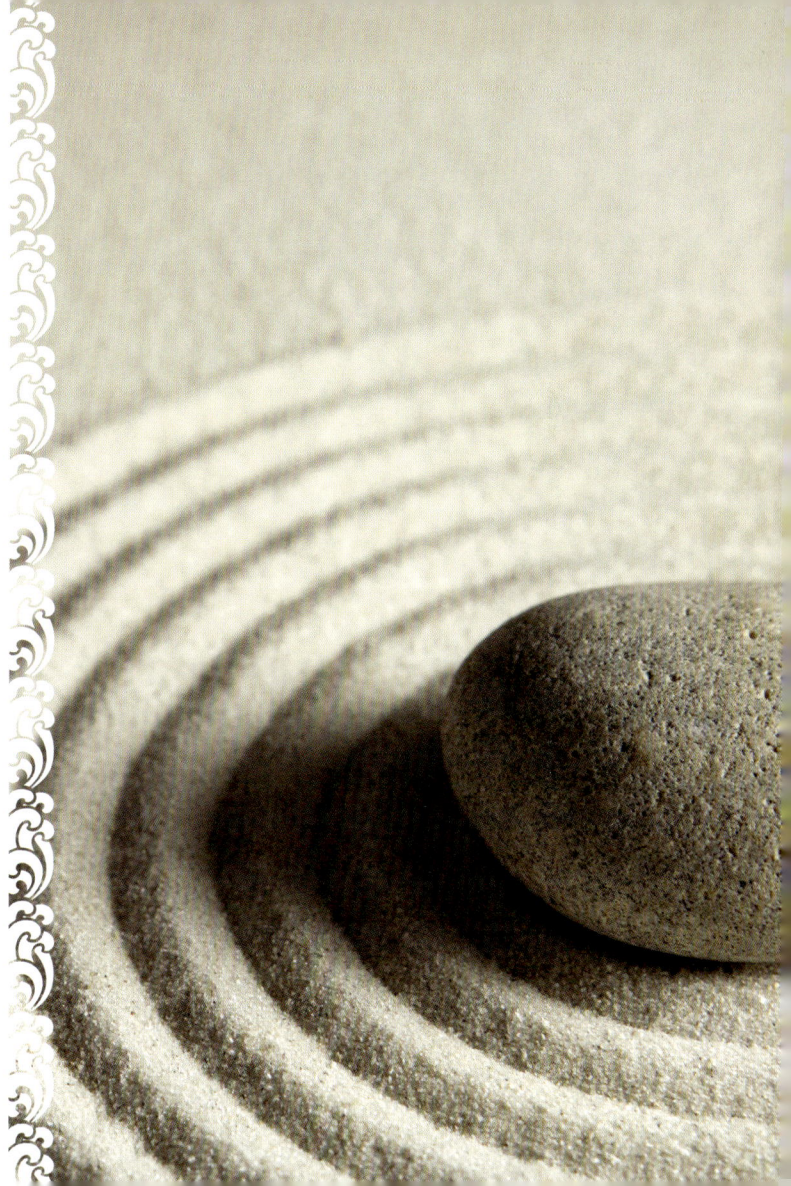

IHR KÖRPER IN DEN VERSCHIEDENEN LEBENSPHASEN

Wie fühlen Sie sich in Ihrem Körper? Sind Sie gesund und fit? Wie geht es Ihnen mit den Alterserscheinungen, die Sie an Ihrem Körper wahrnehmen? Nehmen Sie die gelassen oder ärgern Sie sich darüber?

Ich möchte Ihnen vorschlagen, eine Liste mit Alterserscheinungen Ihres Körpers, die Sie stören, zu erstellen. Schreiben Sie dann spontan zu jedem Punkt auf, wofür er symbolisch stehen könnte, z. B. nachlassende Sehkraft – die Dinge im übertragenen Sinn nicht mehr klar sehen.

Wenn sich Widerstand regt, lassen Sie ihn ruhig zu. Erforschen Sie ihn gründlich. Sicher hat er eine Botschaft für Sie. Lassen Sie nicht zu, dass Modetrends und Schönheitsideale Ihr Verhältnis zu Ihrem Körper beeinträchtigen. Schauen Sie die äußeren Veränderungen an, aber bleiben Sie nicht da stehen. Gehen Sie tiefer. Und wenn irgendetwas Ihnen wirklich nicht mehr möglich ist, wie z. B. scharf sehen ohne Brille oder hundert Meter in vierzehn Sekunden laufen, dann fragen Sie sich, welche neue Eigenschaft Sie dafür in Ihrer Seele entwickeln könnten.

AUSSÖHNUNG MIT DEM EIGENEN KÖRPER

Im Göttinnen-Stadium haben Sie sich hoffentlich weitestgehend gelöst von den Zwängen eines sogenannten Schönheitsideals und Sie fühlen sich meistens rundum wohl in Ihrem Körper. Falls dies mal nicht der Fall sein sollte, was ganz natürlich wäre, möchte ich Ihnen die folgende Übung vorschlagen:

Verbinden Sie sich bewusst mit Ihrem Ein- und Aus-Atem. Betrachten Sie oder denken Sie an den Körperteil, den Sie nicht vorbehaltlos lieben können.

Achten Sie auf Ihre Gedanken und Gefühle.

Atmen Sie ruhig weiter, während diese kommen und gehen.

Dann überlegen Sie, ob Sie für die nächsten fünf Minuten/ die nächste Stunde/den ganzen Bademanteltag Ihre negativen Gedanken und Gefühle zu dem entsprechenden Körperteil aufgeben könnten. Nur für diese Zeit.

Schicken Sie dem entsprechenden Körperteil Ihre Entschuldigung, Ihr Bedauern darüber, dass Sie ihn nicht annehmen können, wie er ist.

Lieben Sie sich selbst dafür, dass Sie das (noch) nicht können.

Wiederholen Sie diese Übung so oft, bis der Widerstand und die Ablehnung sich auflösen.

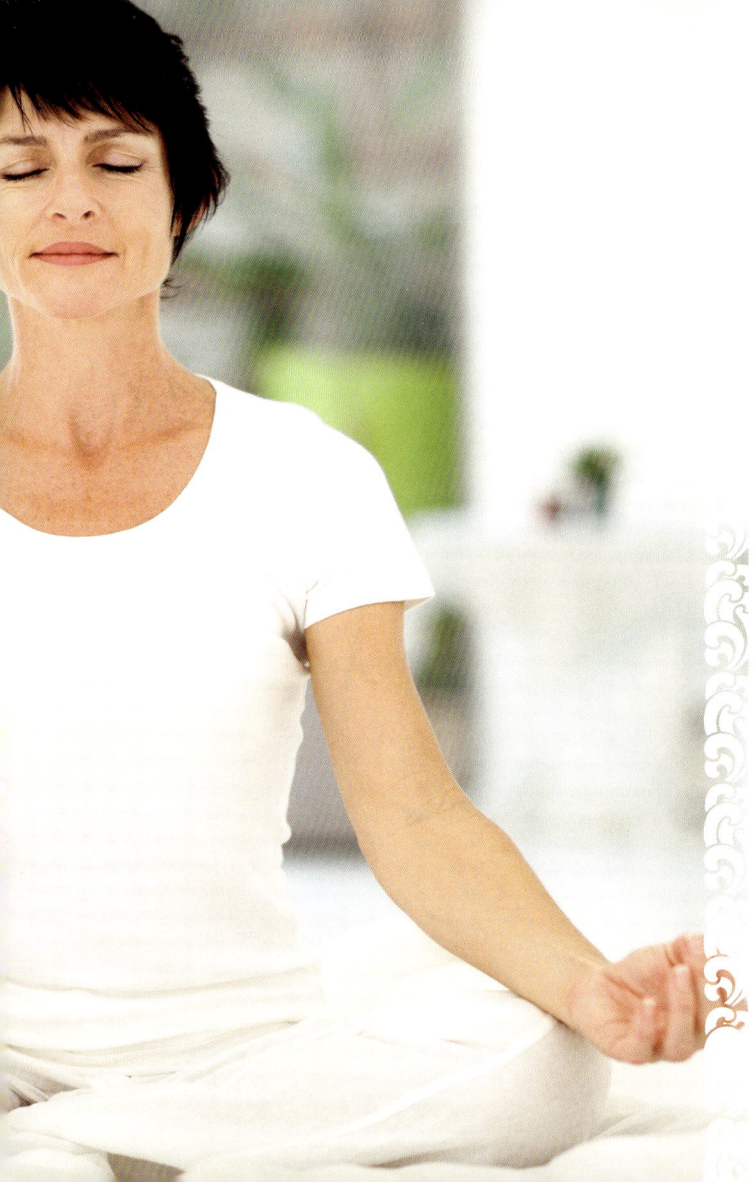

MUDRA DER HÖCHSTEN ERLEUCHTUNG (UTTHARABODHI-MUDRA)
✳ Schenkt tiefen Frieden, Konzentration und Weisheit

Verschränken Sie die Hände in Höhe des Solarplexus, legen Sie die beiden Zeigefinger aneinander und strecken Sie sie parallel nach oben.
Die Uttharaboddhi-Mudra verbindet Sie mit der Quelle. Ängste und Widerstände werden sanft aufgelöst.

Möchten Sie mehr wissen?
Normalerweise hindert unser Ego uns daran, die Einheit, die Ganzheit wahrzunehmen. Was wir sehen, zu sehen glauben, sind immer nur einzelne Teile des Großen Ganzen. Jedes »Ja«, das wir sagen, beinhaltet auch ein »Nein« und umgekehrt. So leben wir ständig in der Polarität, pendeln hin und her zwischen den einzelnen Polen, beurteilen, was gut ist und was schlecht. Mit der Geste der Mudra der höchsten Erleuchtung überwinden Sie die Polarität und stellen für den Augenblick die Einheit her.

DEN GEIST VEREDELN

Kein anderer Pfad
wie dieser ist's, der zur
Erkenntnisreinheit führt.
Drum wandelt diesen Pfad entlang,
dann wird das Leiden geblendet sein.
Denn wenn ihr diesem Pfade folgt,
macht ihr ein Ende allem Leid.

Buddha

Der Buddha lehrte vor 2600 Jahren, welchen Weg man einschlagen soll, um das Leben weg vom Leiden hin zu mehr Wohlbefinden auszurichten. Diesen Weg nennt man in der buddhistischen Terminologie den Edlen Achtfachen Pfad. Ich möchte Sie einladen, mit einigen Aspekten davon Ihr Leben zu einem Kunstwerk zu machen.

Wenn Sie immer weiterlernen, gut zu sich selbst zu sein, werden Sie auch gut zu Ihren Mitmenschen sein. Wenn Sie sich selbst immer mehr annehmen können, mit all Ihren Fehlern und Schwächen und Unvollkommenheiten, werden Sie auch die anderen annehmen können. Je vertrauter Sie mit Ihrem inneren Reichtum werden, desto deutlicher werden Sie diesen Reichtum auch in anderen Menschen sehen können.

Je mehr Schönheit des Herzens Sie entwickeln, desto mehr Schönes wird Ihnen in Ihrem Leben begegnen. Je öfter Sie Ja sagen können, zu sich selbst, zu Ihrem Leben, zu den Menschen um Sie herum, desto öfter wird das Leben Ja zu Ihnen sagen.

Das wünsche ich Ihnen. Von Herzen.

DER EDLE ACHTFACHE PFAD

Im Folgenden möchte ich Ihnen den Edlen Achtfachen Pfad in vereinfachter Form vorstellen.

✳ Er beruht auf den Vier Edlen Wahrheiten:

Es gibt Leiden in diesem Leben.
Es gibt Ursachen, die zu diesem Leiden führen.
Es gibt Wohlsein in diesem Leben.
Es gibt einen Pfad, der zu diesem Wohlsein führt.

✳ Rechte Sichtweise

Ich weiß um die Vier Edlen Wahrheiten.

✳ Rechtes Denken

Ich achte auf meine Gedanken und Gefühle und nähre diejenigen, die mir und anderen guttun.

✳ Rechte Rede

Ich bemühe mich, liebevoll zu sprechen und mitfühlend zuzuhören.

✳ Rechtes Handeln

Ich achte das Leben und bin mir bewusst, dass jede meiner
Handlungen Folgen hat.

✳ Rechte Lebensführung

Ich lebe mit offenem Herzen und tue nichts, was anderen
schadet.

✳ Rechte Anstrengung

Ich achte auf die Motivation meiner Handlungen.

✳ Rechte Achtsamkeit

Ich bin mir bewusst, was in diesem Augenblick geschieht.

✳ Rechte Sammlung

In der Meditation beruhige ich meinen Geist, damit sich die
Weisheit tief aus mir selbst entfalten kann.

Ich möchte Ihnen vorschlagen, dass Sie mit einem Aspekt
beginnen, der Ihnen nicht allzu schwer fällt, und diesen
eine Zeit lang üben. Seien Sie freundlich und nachsichtig
mit sich. Geben Sie nicht auf, auch wenn es Ihnen einfach
nicht zu gelingen scheint. Bleiben Sie dran. Fassen Sie den
Entschluss, diesen Aspekt zu üben, egal, wie schwer es Ihnen fällt. Machen Sie heute den ersten Schritt.

◆

*Nehmen Sie sich selbst und die Menschen
um Sie herum so, wie sie sind, andere gibt's nicht.
Frei nach Konrad Adenauer*

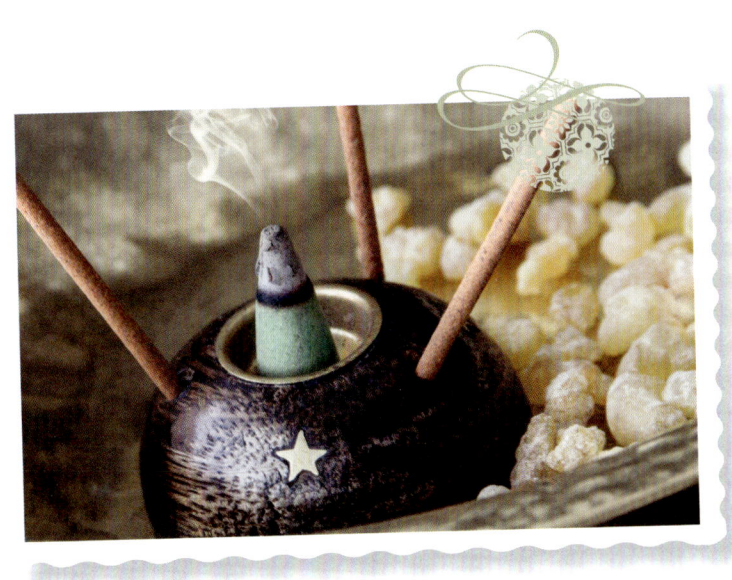

AFFIRMATION FÜR GÖTTINNEN

Unterstützen Sie die innere Arbeit dieses Bademanteltages mit Affirmationen.

Wählen Sie Sätze aus, die Ihnen ein gutes Gefühl verschaffen. Lesen oder schreiben Sie diese Sätze mindestens einmal täglich und spüren Sie die Gefühle von Zufriedenheit, Wohlbefinden, Freude usw., die dabei auftauchen. Sie können auch Post-its mit Affirmationen in Ihrer Wohnung verteilen.

Regelmäßiges Arbeiten mit Affirmationen lässt neue Denkmuster entstehen und kann die Grundlage für Gesundheit und Wohlbefinden schaffen. Sehr wahrscheinlich werden bei Ihrer Arbeit mit Affirmationen Widerstände oder negative Kommentare auftauchen. Nehmen Sie diese zur Kenntnis, sagen Sie zu jedem einzelnen »Danke, dass du vorbeigekommen bist« und lassen Sie sie wieder ziehen.

Als Affirmation für den heutigen Bademanteltag möchte ich Ihnen vorschlagen:

MÖGEN ALLE WESEN GLÜCKLICH SEIN.
MÖGEN SIE FROH SEIN UND
IN SICHERHEIT LEBEN,
ALLE LEBEWESEN, OB SCHWACH ODER STARK,
KLEIN ODER GROSS,
SICHTBAR ODER UNSICHTBAR,
NAH ODER FERN, GEBOREN ODER
NOCH NICHT GEBOREN.
MÖGE ES ALLEN WESEN WOHL ERGEHEN.
AUS DER METTA-SUTRA
(SUTRA VON DER GROSSEN GÜTE)

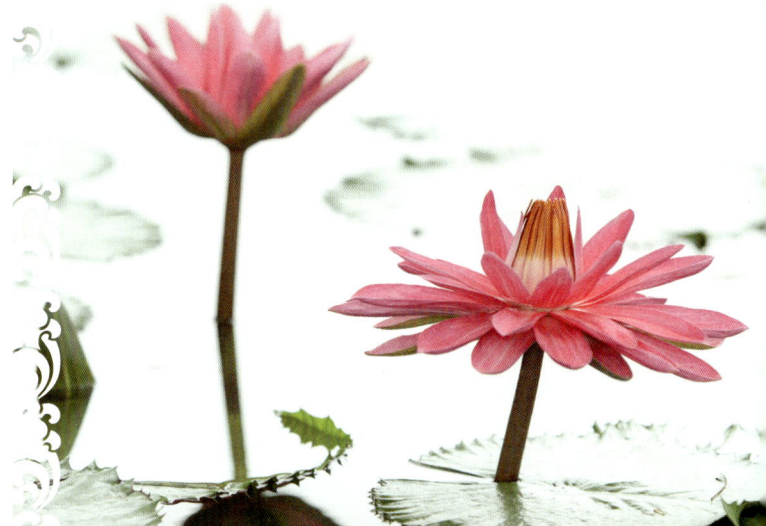

MIT DER SEELE
IN LIEBE VERBUNDEN

Das höchste Entwicklungsziel der Seele ist die Überwindung der Polarität, das Einssein mit allem, was ist. Es gibt keine Trennung mehr.

Die Buddhisten sprechen vom Nirwana, dem Zustand des völligen Friedens, des Freiseins von Leid.

In seinem Buch »Illusionen« beschreibt Richard Bach, wie man herausfinden kann, ob die eigene Mission auf der Erde beendet ist. Wenn man noch lebt, ist sie es nicht.

Trotzdem können Sie natürlich im Hier und Jetzt Momente des Einsseins mit allem erfahren, Momente reiner Glückseligkeit, die sich in Worten gar nicht ausdrücken lässt.

Vielleicht war so ein Moment für Sie die Geburt Ihres Kindes, vielleicht ein besonders schöner Sonnenuntergang. Was auch immer es ist – bewahren Sie sich die Erinnerung daran. Und gehen Sie, sooft Sie können, mit offenem Herzen durch Ihr Leben – trotz aller Verletzungen, die Sie erlebt haben, und obwohl die Welt kein perfekter Ort ist.

Bei der Öffnung Ihres Herzens hilft Ihnen die folgende Meditation:

HERZENSMEDITATION

Setzen oder legen Sie sich bequem hin und schließen Sie die Augen.

Beginnen Sie dann, in Ihr Herz zu atmen.

Schicken Sie Ihren Atem so lange zu Ihrem Herzen, bis Sie das Gefühl haben, Ihr Herz ist ganz erfüllt von Ihrer Zuwendung.

Wenn Ihr Herz sich gut genährt anfühlt, warm und weich, lassen Sie die Liebe aus Ihrem Herzen in Ihre Umgebung fließen.

Sie füllt das Zimmer, in dem Sie sich aufhalten, die Wohnung/das Haus, in der/in dem Sie wohnen, Ihre Straße, Ihre Stadt.

Alle Menschen um Sie herum werden davon berührt.

Spüren Sie die Verbindungen zwischen Ihrem Herzen und allen Menschen, die in Ihrem Leben sind.

Lassen Sie die Liebe fließen. Sie brauchen gar nichts zu tun, sich nicht anzustrengen. Die Liebe fließt einfach aus Ihrem Herzen heraus. Ihr Herz wird davon nicht leer, sondern immer voller. Es ist, als wären Sie angeschlossen an ein viel größeres Herz, das Ihr Herz kontinuierlich und zuverlässig versorgt.

Wenn Sie das Gefühl haben, es ist gut, wenden Sie sich wieder sich selbst zu. Legen Sie eine Hand auf Ihr Herz. Spüren Sie seine Wärme. Spüren Sie, dass in Ihrem Herzen Liebe im Überfluss ist.

Öffnen Sie dann langsam die Augen.

Möchten Sie mehr wissen?

Diese Meditation wirkt beruhigend, harmonisierend und kräftigend auf Körper, Geist und Seele. Sie fördert innere Klarheit und stärkt die Fähigkeit zur Wahrhaftigkeit. Sie erzeugt wohlwollende Gedanken und Gefühle, aus denen wohlwollende Taten entstehen. So bewirkt sie auf dem Weg über Ihr Herz nicht nur Gutes in Ihrem Leben, sondern auch in dem Leben der Menschen um Sie herum.

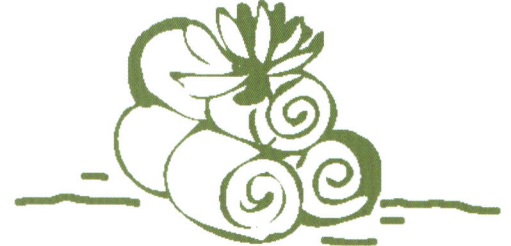

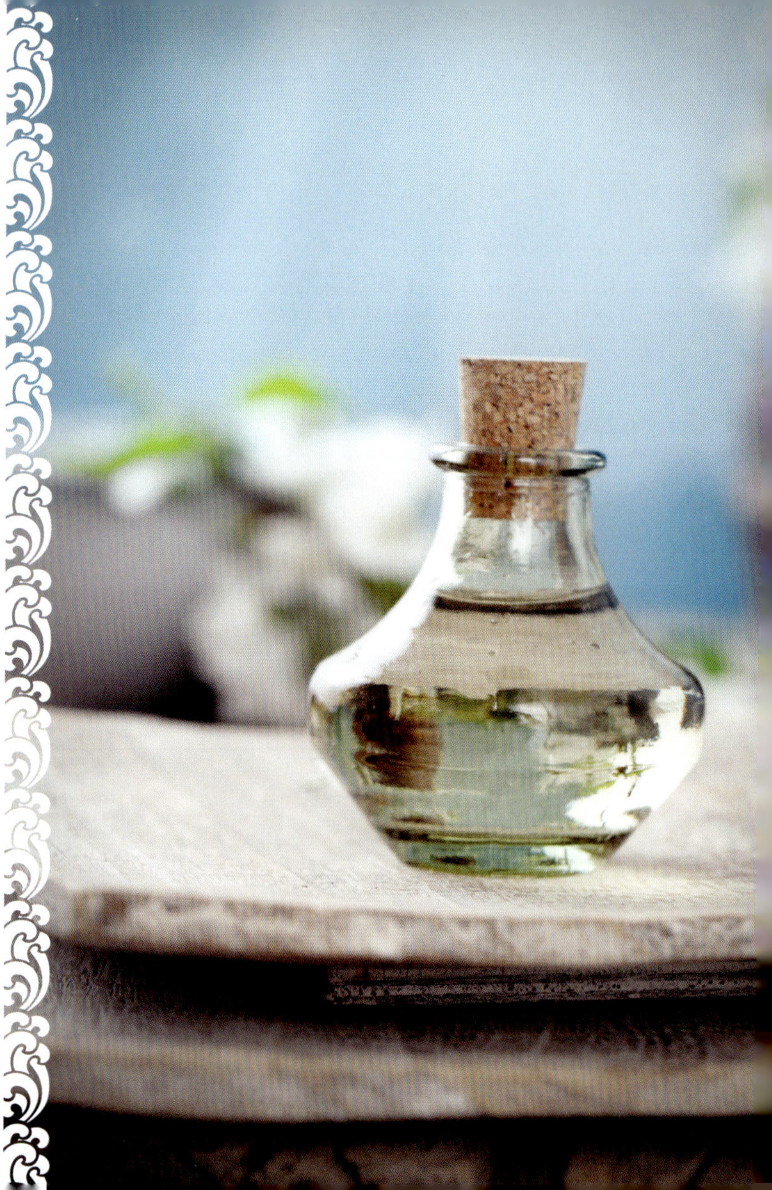

VERWÖHNREZEPTE

Auf den folgenden Seiten finden Sie einige Vorschläge, wie Sie der Göttin in sich Ihre Aufwartung machen können. Behandeln Sie sich selbst so gut, wie Sie irgend können. An jedem Tag Ihres Lebens! Betrachten Sie Ihren Körper als Tempel der Göttin. Verwöhnen Sie ihn, pflegen Sie ihn gut, auf dass Ihre Seele Lust hat, darin zu wohnen.

CHECKLISTE – DAS SOLLTEN SIE ZU HAUSE HABEN

* Earl-Grey-Tee, fein gemahlen
* Hibiskusblätter, getrocknet
* Honig
* Jojobaöl
* Kaffeesatz
* Kamillenblüten
* Kakaopulver
* Kokosflocken
* Kokosöl
* Limetten
* Mandeln, gemahlen
* Natronpulver
* Naturjoghurt
* Olivenöl
* Orangenschale, gerieben
* Ringelblumenblüten
* Rosenblätter
* Rosenöl
* Sesamöl
* Speiseöl
* Speisestärke
* Veilchenöl
* Ylang-Ylang-Öl
* Zartbitterschokolade
* Zitronenmelisse
* Zitronensäure
* Zucker (weiß und braun)

DER DUFT DES VIERTEN BADEMANTELTAGES: JASMIN

Jasmin ist einer der kostbarsten und feinsten Düfte der Welt. Ätherisches Jasminöl besänftigt, schenkt Wärme und Geborgenheit, schafft Vertrauen und fördert eine positive Einstellung zum Leben. Auch in der Frauenheilkunde wird

Jasminöl verwendet, u. a. wegen seiner positiven Wirkung auf die Gebärmutter.

Füllen Sie das Schälchen der Duftlampe zu zwei Dritteln mit Wasser und geben Sie ca. fünf Tropfen Jasminöl hinzu. Wenn Sie keine Duftlampe haben, können Sie das Öl auch auf einen Duftstein oder auf ein Stofftaschentuch tropfen. In dem Fall brauchen Sie einen bis zwei Tropfen Öl.

◆

WICHTIG: Verwenden Sie ätherische Öle möglichst in Bio-Qualität, da es bei synthetisch hergestellten Ölen leicht zu Kopfschmerzen, Reizungen der Schleimhäute und zu allergischen Symptomen kommen kann.

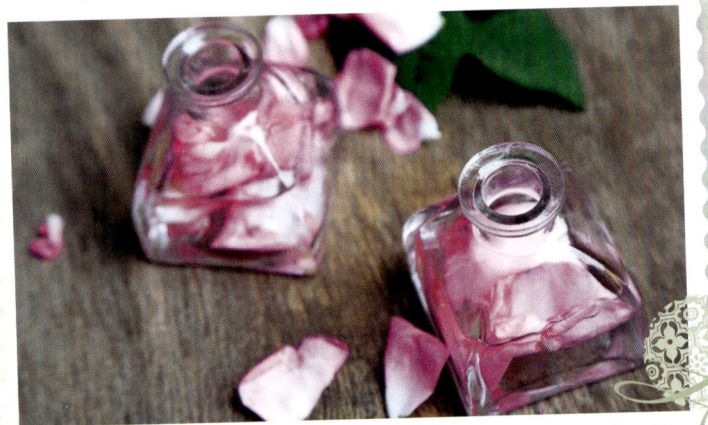

SCHOKOLADEN-JOGHURT-MASKE – FÜR DIE WIDERSTANDSFÄHIGKEIT DER HAUT

2 STÜCKE ZARTBITTERSCHOKOLADE
2 EL NATURJOGHURT
1 EL HONIG
1 TL KAKAOPULVER
1 TL GEMAHLENE MANDELN

Die Schokolade im Wasserbad schmelzen.

Joghurt, Honig, Kakao und Mandeln gut verrühren. Die geschmolzene Schokolade dazugeben. Ist die Maske zu flüssig, noch Kakaopulver und/oder gemahlene Mandeln hinzufügen. Die Mischung auf das Gesicht auftragen und sanft einmassieren. Zehn bis fünfzehn Minuten einwirken lassen, mit lauwarmem Wasser abwaschen. Wie gewohnt pflegen.

Wenn Plan A (Schokoladenmaske auftragen) scheitert, dann gehe über zu Plan B: Schokoladenmaske essen. Frei nach Jean Kelsey

* *Zartbitterschokolade verbessert die Hautstruktur, macht die Haut widerstandsfähig gegen UV-Strahlung.*
* *Joghurt wirkt regenerierend auf die Haut.*
* *Honig bindet viel Feuchtigkeit, macht die Haut geschmeidig, fördert Heilungsprozesse.*
* *Mandeln wirken beruhigend und glättend auf die Haut.*

BADEKUGELN ROSE – VERWÖHNEN KÖRPER, GEIST UND SEELE

200 G NATRONPULVER

100 G ZITRONENSÄURE

50 G SPEISESTÄRKE

5 EL SPEISEÖL

20 TROPFEN ROSENÖL

ACHTUNG: VOR DEM BADEMANTELTAG HERSTELLEN!

Die trockenen Zutaten miteinander vermischen. Nach und nach die Öle hinzugeben und alles zu einer festen Masse verkneten. In Förmchen geben und ca. eine Stunde im Tiefkühlfach lagern. Herausnehmen und luftdicht lagern, damit keine Feuchtigkeit entweicht.

Anwendung: Legen Sie sich in die Badewanne und geben Sie dann eine der Kugeln ins Badewasser.

✳ *Rosenöl schmeichelt Haut und Seele.*

EARL-GREY-ORANGEN-PEELING – DER FRISCHEKICK FÜR KÖRPER UND SEELE

1 TASSE ZUCKER

¼ TASSE JOJOBAÖL

1 TL FEIN GEMAHLENER EARL-GREY-TEE

2 EL GERIEBENE ORANGENSCHALE

Alle Zutaten miteinander vermischen. Unter der Dusche leicht in die feuchte Haut einmassieren. Abwaschen und abtrocknen, dann wie gewohnt pflegen.

✳ *Zucker hat einen sanften Peeling-Effekt.*

✳ *Jojobaöl pflegt und beruhigt die Haut, verzögert den Alterungsprozess.*

✳ *Earl-Grey-Tee wirkt beruhigend auf die Haut.*

✳ *Orangenschale strafft das Bindegewebe.*

KAFFEE-PEELING FÜR GESICHT UND KÖRPER – BELEBEND UND REINIGEND

5 EL KAFFEESATZ

OLIVENÖL

Den Kaffeesatz mit etwas Olivenöl mischen. Mit kreisenden Bewegungen auf die Haut auftragen, zehn Minuten einwirken lassen. Mit lauwarmem Wasser gründlich abspülen.

Supermodel Naomi Campbell schwört übrigens auf Kaffeesatz als das einzig wirksame Hausmittel gegen Cellulite.

* *Kaffeesatz regt die Durchblutung an, fördert den Hautstoffwechsel.*
* *Olivenöl wirkt gewebe- und hautschützend sowie anti-oxidativ.*

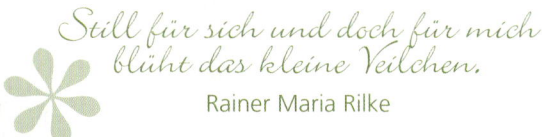

Still für sich und doch für mich blüht das kleine Veilchen.

Rainer Maria Rilke

VEILCHEN-YLANG-YLANG-MASSAGEÖL – SCHENKT GELASSENHEIT

1 EL SESAMÖL

2 TROPFEN VEILCHENÖL

2 TROPFEN YLANG-YLANG-ÖL

Die Öle gut vermischen und dann mit den liebevollen Händen einer Göttin in den Körper einmassieren.

* *Sesamöl schützt die Haut vor vorzeitiger Alterung.*
* *Veilchenöl beruhigt die Haut.*
* *Ylang-Ylang-Öl hilft, sich in seiner Haut wohlzufühlen.*

HIBISKUSBLÄTTER-KUR – FÜR GLÄNZENDES HAAR

50 G GETROCKNETE HIBISKUSBLÄTTER (APOTHEKE ODER DROGERIEMARKT, NICHT-PARFÜMIERTE KAUFEN!)

Die Hibiskusblätter im Mörser zu feinem Mehl zerstoßen. Das Mehl in einer Tasse Wasser gut auflösen. Die Mischung in die feuchten Haare geben. Nach fünfzehn bis zwanzig Minuten gründlich ausspülen, wie gewohnt pflegen.

* *Hibiskusblätter glätten und pflegen die Haut.*

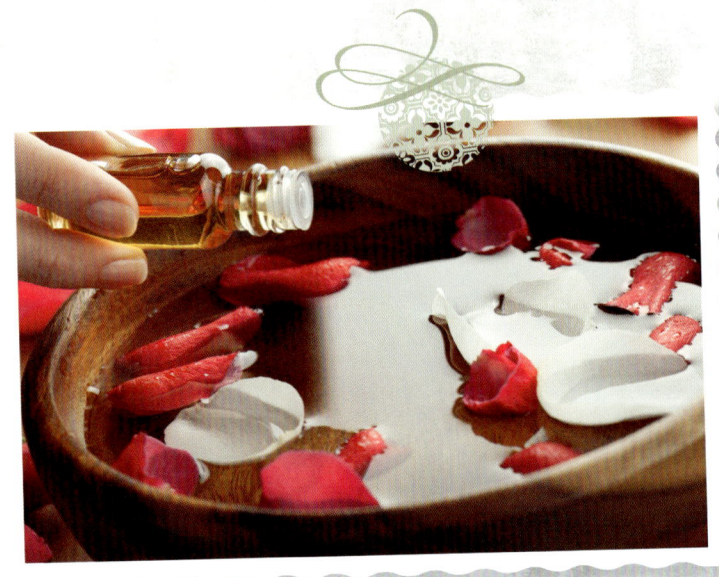

BLÜTENPACKUNG – NAHRUNG FÜR DIE HÄNDE

2 TL KAMILLENBLÜTEN

2 TL ROSENBLÄTTER

2 TL RINGELBLUMENBLÜTEN

1 TASSE HEISSES WASSER

Blätter und Blüten in eine Schüssel geben und mit dem Wasser übergießen. Zehn Minuten ziehen lassen. Den abgekühlten Sud löffelweise unter eine normale Handcreme mischen.

Auf die Hände auftragen, fünfzehn Minuten einwirken lassen, mit einem feuchten Tuch abnehmen.

✽ *Kamillenblüten beruhigen die Haut.*

✽ *Rosenblätter pflegen und verwöhnen die Haut.*

✽ *Ringelblumenblüten beruhigen und pflegen die Haut.*

Im Wachstum des Lebens hat jede Stufe ihre Vollendung: die Blüte sowohl als die Frucht.

Rabindranath Tagore

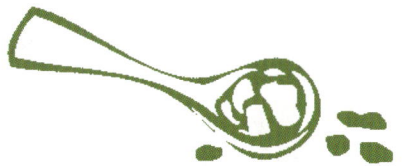

KOKOS-LIMETTEN-PEELING – ERFRISCHT UND BELEBT DIE FÜSSE

1 TASSE WEISSER ZUCKER

½ TASSE BRAUNER ZUCKER

½ TASSE KOKOSFLOCKEN

1 EL KOKOSÖL

SAFT UND SCHALE VON 1 ½ BIO-LIMETTEN

½ BUND ZITRONENMELISSE

Limettenschale abreiben, den Saft auspressen.

Blätter der Zitronenmelisse abreißen und möglichst klein schneiden.

Weißen und braunen Zucker mit Kokosflocken vermischen.

Limettenschale und Zitronenmelisse unterheben.

Nach und nach gepressten Limettensaft hinzufügen, bis zur gewünschten Konsistenz.

Auf die Füße auftragen, leicht einmassieren und fünfzehn Minuten einwirken lassen. Mit einem feuchten Tuch abnehmen und wie gewohnt pflegen.

✽ *Weißer Zucker hat einen sanften, brauner Zucker und Kokosflocken haben einen etwas stärkeren Peeling-Effekt.*

✽ *Kokosöl ist ein völlig reizfreies Heil- und Pflegemittel für die Haut.*

✽ *Limette kräftigt die Haut und stimuliert den Hautstoffwechsel.*

✽ *Zitronenmelisse schenkt zarte, weiche Haut.*

KULINARISCHE KÖSTLICHKEITEN

Nach so viel Seelen- und Erkenntnisarbeit ist es nun an der Zeit, »die Mitte« zu stärken. In der Traditionellen Chinesischen Medizin heißt es: »Wenn die Mitte stark ist, können die tausend Krankheiten geheilt werden.« Eine starke Mitte entspricht einem gut funktionierenden Verdauungssystem. Wie die Sonne im Sonnensystem ist die Mitte (der Bauch) im Organismus die Quelle für Kraft und Lebensfreude.

Noch ein Tipp: Vielleicht probieren Sie einmal aus, im Liegen zu essen – halb aufgerichtet, auf der Seite liegend, abgestützt auf der Ellenbogen. Oder in einer anderen Position, in der Sie bequem essen können. Machen Sie es sich so angenehm wie möglich – fühlen Sie sich wie die Königin von Saba!

In dem nun folgenden Rezeptteil finden Sie ein Getränk, einen Snack, eine Suppe und etwas Süßes. Die Rezepte sind auch für Ungeübte leicht zu kochen. Die Zutaten, die vor Stressfolgen schützen und das Nervensystem stärken, sind kurz erläutert.

CHAI-TEE NACH INDISCHER ART

Der besten Dinge Bestes ist der Chai.
Frei nach einem indischen Sprichwort

1 ½ TASSEN WASSER
1 TASSE MILCH
1 BIS 2 GRÜNE KARDAMOM-KAPSELN
1 NELKE
¼ EL FENCHELSAMEN
¼ TL ANIS
¼ STANGE ZIMT
1/8 TL INGWER, GESCHÄLT UND FRISCH GEHACKT
1 EL LOSER SCHWARZER TEE
EVTL. 1 ½ EL HONIG ZUM SÜSSEN

Alle Zutaten außer Milch und schwarzem Tee zum Kochen bringen und bei geringer Hitze zehn Minuten köcheln lassen. Die Milch hinzugeben und fünf Minuten weiterköcheln lassen. Den schwarzen Tee zugeben, aufkochen und drei bis fünf Minuten ziehen lassen. Durch ein Sieb abgießen, nach Belieben mit Honig süßen und heiß servieren.

✳ *Chai hat eine wohltuende Wirkung auf Körper, Geist und Seele. Die Chai-Rezepte stammen ursprünglich aus dem Ayurveda.*

✳ *Milch nährt laut der Ayurveda-Lehre Körper und Geist, muss aber mit Gewürzen verdaulich gemacht werden.*

✳ *Kardamom schenkt Klarheit, stärkt die Lebenskraft und die Lebensfreude.*

* *Ingwer sorgt für wohlige Wärme, wirkt gegen Müdigkeit und Erschöpfung, stärkt das Immunsystem und baut Körper und Seele wieder auf nach Zeiten der Belastung.*
* *Honig bindet viel Feuchtigkeit, macht die Haut geschmeidig, fördert Heilungsprozesse.*

CROSTINI MEDITERRAN

Dort, wo die Ziege angebunden ist, muss sie wohl oder übel grasen. Molière

4 SCHEIBEN BAGUETTE
ÖL FÜR DIE PFANNE
1 KLEINE ZWIEBEL
1 ½ THYMIANZWEIGE, FRISCH
½ EL BALSAMICO
50 G FEIGEN, GETROCKNET
½ TL ZITRONENSAFT
40 ML WASSER
1 PRISE SALZ
½ TL HONIG
70 G CREMIGER ZIEGENFRISCHKÄSE
ZUM GARNIEREN:
4 HALBE WALNÜSSE
THYMIAN

Die Baguettescheiben auf dem Grill goldgelb rösten. Die Zwiebeln schälen, in dünne Spalten schneiden. Die Thymianblättchen von den Stielen streifen. Sehr wenig Öl in einer Pfanne erhitzen, die Zwiebelspalten bei mittlerer Hitze fünf Minuten dünsten. Thymianblättchen und Balsamico zugeben, salzen. Zwiebeln bei geringer Hitze in ca. fünfundzwanzig Minuten weitergaren und bräunen. Falls notwendig, zwischendurch esslöffelweise Wasser zugeben. Abkühlen lassen.

Von den Feigen die Stielansätze entfernen, die Feigen grob zerschneiden. Mit Zitronensaft, Wasser und Salz aufkochen, ca. fünfzehn Minuten köcheln lassen. Mit dem Passierstab pürieren, Honig unterrühren. Abkühlen lassen.

Die Baguettescheiben mit Ziegenfrischkäse bestreichen. Jeweils einige Zwiebeln und einen Klecks Feigenkonfitüre daraufgeben, mit den Walnusshälften und Thymian garnieren.

* *Thymian schützt vor Infekten.*
* *Feigen sind ein hervorragender Energie-, Vitamin- und Mineralsalzspender.*
* *Ziegenfrischkäse stärkt die Nerven, macht widerstandsfähig gegen Stress.*

MASCARPONE-AMARETTI-DESSERT

Ein Hauch von Dolce Vita.

200 G MASCARPONE

120 G NATURJOGHURT

50 G ZUCKER

ABGERIEBENE SCHALE UND SAFT VON ½ ZITRONE

300 ML SAHNE, STEIF GESCHLAGEN

400 G KERNLOSE WEINTRAUBEN

100 G AMARETTI

100 ML WEISSWEIN

ZUM GARNIEREN:

EINIGE AMARETTI

KAKAOPULVER

Mascarpone, Joghurt, Zucker, Zitronensaft und Zitronen-schale miteinander verrühren. Die Sahne vorsichtig unter-heben.

Ein Viertel der Weintrauben in eine große Schüssel geben, ein Viertel der Amaretti darüber verteilen, mit Weißwein beträufeln. Einen Teil der Mascarponecreme darüberge-ben.

Die Zutaten abwechselnd weiterschichten, bis sie aufge-braucht sind.

Mit Mascarponecreme abschließen.

Etwas Kakaopulver darübersieben, mit Amaretti garnieren und sofort servieren.

* Mascarpone ist reich an Calcium und daher gut für Muskeln und Nerven.
* Naturjoghurt ist gesund, dank seines hochwertigen Eiweißes und seines hohen Calciumgehaltes.
* Weintrauben verjüngen die Haut und schützen die Leber.

ROTE-LINSEN-SUPPE MIT GEBRATENEN GARNELEN UND CURRY-SAHNE

Erbse, Bohne, Linse – wie man se kocht, so sin se.
Sprichwort aus Berlin

(ZUTATEN FÜR 2 PORTIONEN)

2 GARNELEN, KÜCHENFERTIG

½ TL KNOBLAUCHÖL

½ TL LIMETTENSAFT, FRISCH GEPRESST

½ KNOBLAUCHZEHE, GEWÜRFELT

½ SCHALOTTE, GEWÜRFELT

½ TL SESAMÖL

40 G LINSEN, ROT

1 TL TOMATENMARK

20 G INGWER, FRISCH, GEHACKT

50 ML ORANGENSAFT

150 ML GEMÜSEBRÜHE

40 ML KOKOSMILCH

½ CHILISCHOTE, ENTKERNT, GEHACKT

2 TL SAHNE, GESCHLAGEN
1 PRISE CURRYPULVER, MILD
SALZ, PFEFFER, ZUCKER
ZUM GARNIEREN:
GLATTE PETERSILIE

Die Garnelen mit Knoblauchöl und Limettensaft marinieren. Knoblauch- und Schalottenwürfel in heißem Sesamöl andünsten. Die Linsen zugeben und kurz mitdünsten. Tomatenmark und frischen Ingwer beigeben und gut einrühren. Den Orangensaft zugießen und bei kleiner Hitze etwa fünf Minuten lang reduzieren.

Brühe zugießen und im geschlossenem Topf bei kleiner Flamme ca. zehn bis fünfzehn Minuten köcheln lassen. Zwei Esslöffel Linsen aus der Suppe nehmen und kurz zur Seite stellen.

Kokosmilch und Chilischote in den Topf geben und mit einem Pürierstab pürieren.

Suppe nochmals kurz aufkochen, die zur Seite gestellten Linsen nun wieder zugeben und alles mit Salz, Zucker und Pfeffer abschmecken.

Die marinierten Garnelen braten.

Die Schlagsahne mit dem Currypulver verrühren.

Die Suppe auf einen warmen Teller geben, jeweils etwas Currysahne auf die Mitte vom Teller geben und obendrauf jeweils eine gebratene Garnele mit gehackter Petersilie legen. Sofort servieren.

* Rote Linsen sind gut für die Nerven.
* Kokosmilch wirkt positiv auf das Gedächtnis und erzeugt Wärme im Körper.

LITERATUREMPFEHLUNGEN FÜR DEN VIERTEN BADEMANTELTAG

Thaddeus Golas: *Der Erleuchtung ist es egal, wie du sie erlangst,* München 2013 (aktuelle Taschenbuchausgabe des Kultbuchs von 1979).
Clarissa P. Estés: *Die Wolfsfrau – Die Kraft der weiblichen Urinstinkte,* München 1997.

LINKS ZU WEITERFÜHRENDEN INFORMATIONEN

www.abeautifulbodyproject.com
Webseite der Fotografin Jade Beall mit vielen Fotos
www.buddhismus.de
Alles rund um den Buddhismus

FÜR DIE ZEIT ZWISCHEN DEN BADEMANTELTAGEN

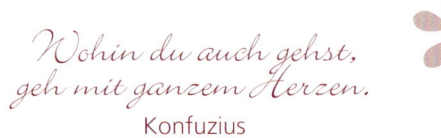

Wohin du auch gehst, geh mit ganzem Herzen.
Konfuzius

Ihr Bademanteltag ist vorbei, Sie wissen noch nicht, wann Sie den nächsten einplanen können, und Sie brauchen »was zum Entspannen für zwischendurch«? Bitte sehr:

Bei Abgeschlagenheit und Müdigkeit
Reiben Sie die Handflächen aneinander, bis sie heiß werden.

Gegen schlechte Laune
Geben Sie zwei bis drei Tropfen ätherisches Mandarinenöl in Ihre Handfläche und massieren Sie damit Ihren Nacken direkt unter dem Haaransatz.

Wenn Sie Erdung brauchen
Wenn Sie nach einem langen Arbeitstag das Gefühl haben, Ihr Kopf ist übervoll, versuchen Sie Folgendes: Gehen Sie barfuß mit geschlossenen Augen durch die Wohnung. Spüren Sie Fliesen, Laminat, Parkett oder Teppichboden. Spüren Sie über die Fußsohlen, so deutlich Sie können, die Beschaffenheit des Bodens und die Unterschiede zwischen den verschiedenen Böden. Sie werden merken, wie die Gedanken langsam weniger werden und der Geist sich beruhigt.

Ich hoffe, die Themen, Fragen und Übungen der Bademanteltage haben Sie ein Stück weitergebracht auf dem Weg zu sich selbst. Wenn Sie dieses Buch zuklappen, hören Sie bitte nicht auf, Ihren ganz eigenen Weg zu gehen. Und vor allem: Warten Sie nicht, bis Sie Zeit für sich haben. Nehmen Sie sich die Zeit. Immer wieder.

Dieser alte irische Segenswunsch möge Sie auf Ihrem Weg begleiten:

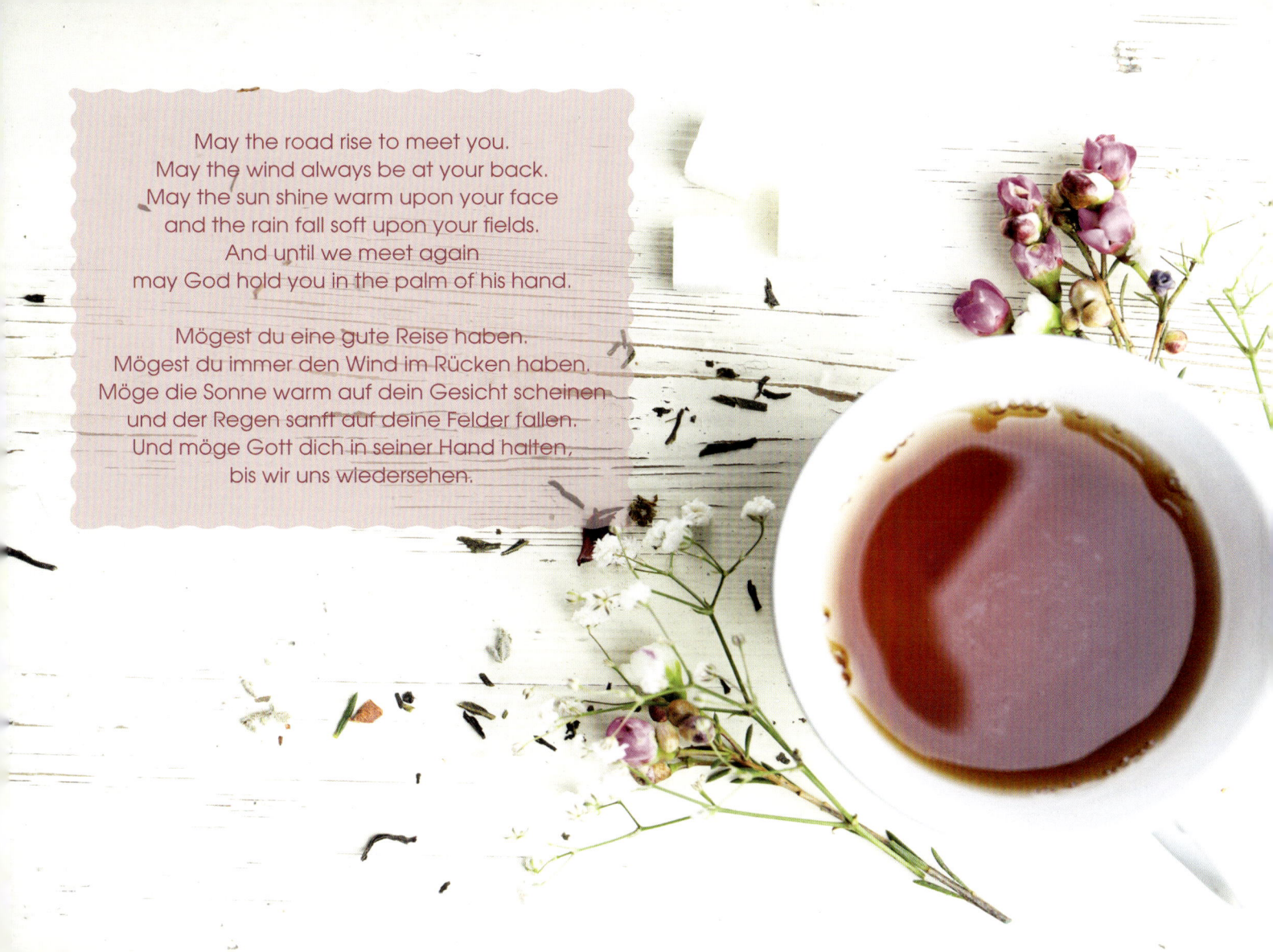

May the road rise to meet you.
May the wind always be at your back.
May the sun shine warm upon your face
and the rain fall soft upon your fields.
And until we meet again
may God hold you in the palm of his hand.

Mögest du eine gute Reise haben.
Mögest du immer den Wind im Rücken haben.
Möge die Sonne warm auf dein Gesicht scheinen
und der Regen sanft auf deine Felder fallen.
Und möge Gott dich in seiner Hand halten,
bis wir uns wiedersehen.

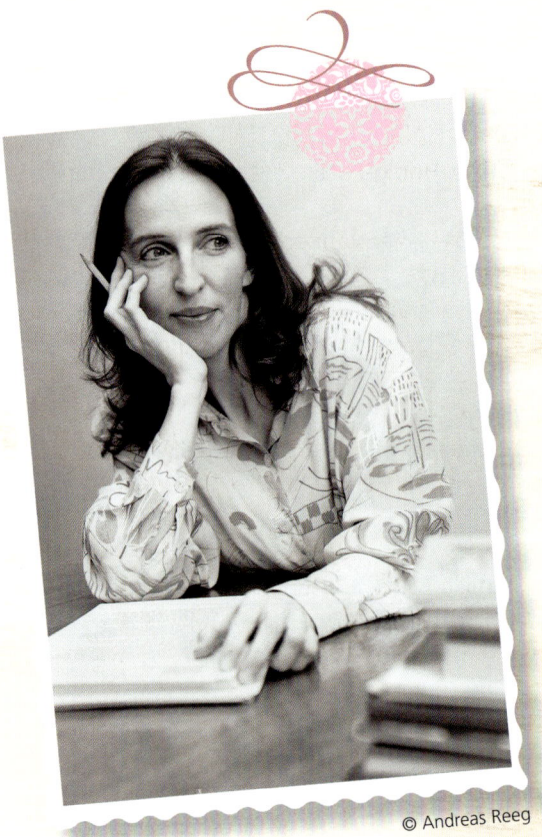

© Andreas Reeg

DIE AUTORIN

Ellen Heidböhmer, Jahrgang 1963, ist im Erstberuf Dolmetscherin und Übersetzerin für Englisch und Französisch. Nach einer Ausbildung im journalistischen Schreiben, in Sachliteratur und Belletristik arbeitet sie seit 2001 freiberuflich als Autorin, Lektorin und Übersetzerin. Neben zahlreichen Gesundheitsratgebern hat sie auch Kurzgeschichten, Geschenkbücher und (unter dem Pseudonym Nele Böhm) heitere Romane veröffentlicht. Sie lebt am Rand des Ruhrgebiets.

REGISTER

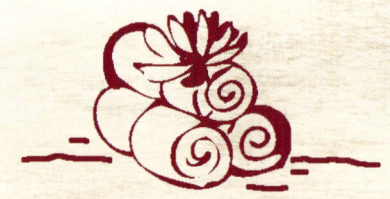

Gönnen Sie sich eine Auszeit!

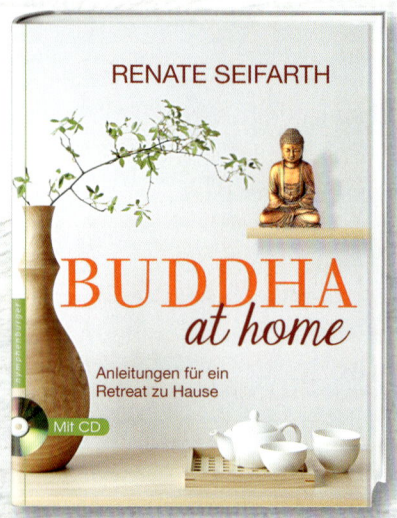

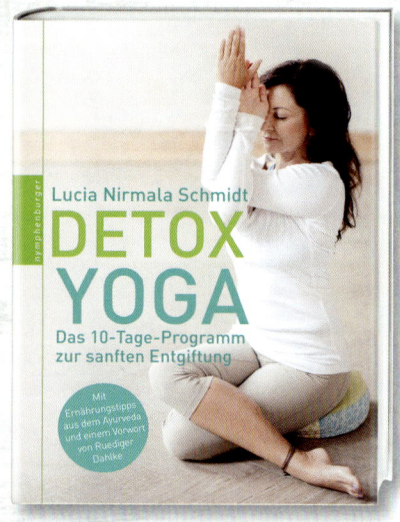

Alles, was Sie für ein Retreat zu Hause brauchen!
Ein wunderbares Buch für alle, die ernsthaft meditieren lernen möchten, und für bereits Geübte,
die die Meditation im Alltag verankern wollen.
Mit einer geführten Meditation auf CD.

144 Seiten mit zahlreichen Fotos, ISBN 978-3-485-02803-5

Schritt für Schritt zeigt Lucia Nirmala Schmidt,
wie Sie Ihren Körper entgiften und entsäuern.
Ihr Detox-Programm kombiniert Yoga mit dem
Wissen aus dem Ayurveda und umfasst Übungen,
Rezepte, Massagen und reinigende Rituale.

152 Seiten mit zahlreichen Fotos, ISBN 978-3-485-02810-3

Quellen der Schönheit entdecken

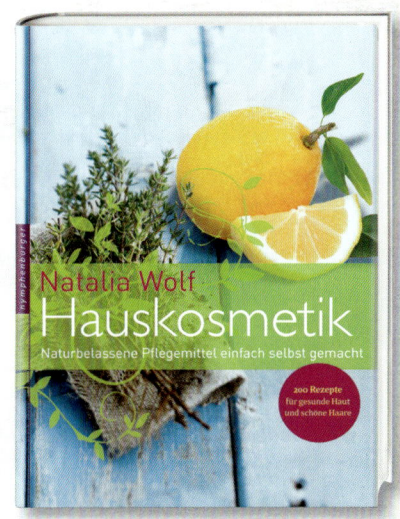

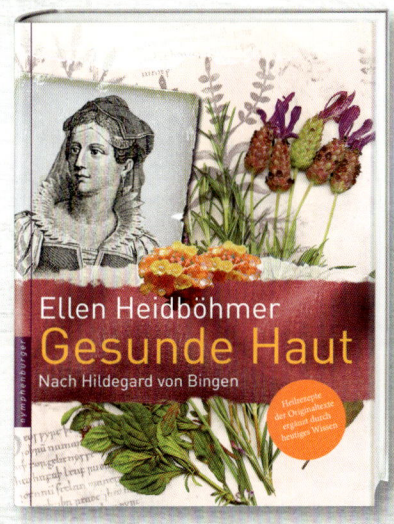

Schönheit ist nicht käuflich, aber (selbst-)machbar: Natalia Wolf zeigt, wie Sie Kosmetik aus natürlichen Zutaten wie Honig, Quark oder Früchten schnell selbst zaubern: 200 Rezepte für schönen Teint, gesunde Haut, glänzende Haare und strahlende Augen!

152 Seiten mit zahlreichen Fotos, ISBN 978-3-485-01377-2

Strahlend schöne Haut mit Heilmitteln, die ganz im Einklang mit der Natur und den Jahreszeiten stehen! In diesem liebevoll illustrierten Buch stellt Ellen Heidböhmer umfassend alles Wissenswerte über Hildegard von Bingens Klosterapotheke vor.

128 Seiten mit zahlreichen Fotos, ISBN 978-3-485-01431-1

Mehr Informationen, Leseproben und Bücher unter www.nymphenburger-verlag.de

Was frauen gesund und fröhlich macht

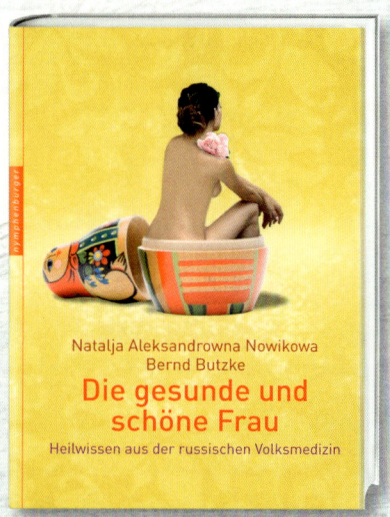

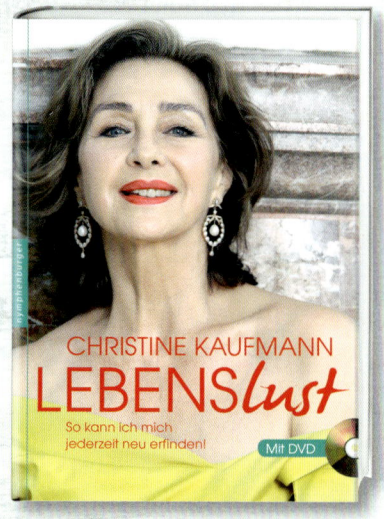

Die russische Volksmedizin hält bewährte und einfach anwendbare Heilmittel für viele »Frauenbeschwerden« bereit. Babuschkas Naturapotheke wird mit Ernährungsempfehlungen und Tipps für die Schönheitspflege ergänzt.

224 Seiten mit zahlreichen Fotos, ISBN 978-3-485-01390-1

Ausstrahlung ist keine Frage des Alters! Christine Kaufmann stellt ihr persönliches Verjüngungsprogramm vor, das den Körper entgiftet und formt. So fühlt sich frau rundum attraktiv, vital und positiv gestimmt!

144 S. mit Fotos und DVD, ISBN 78-3-485-02800-4

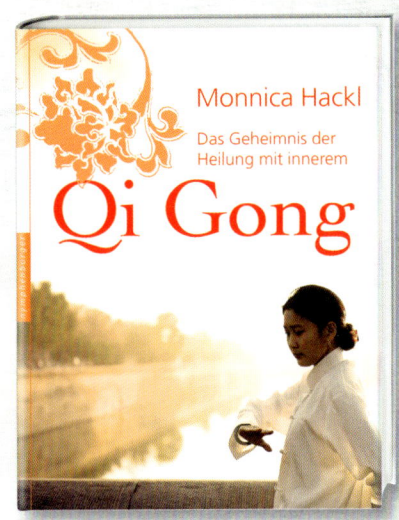

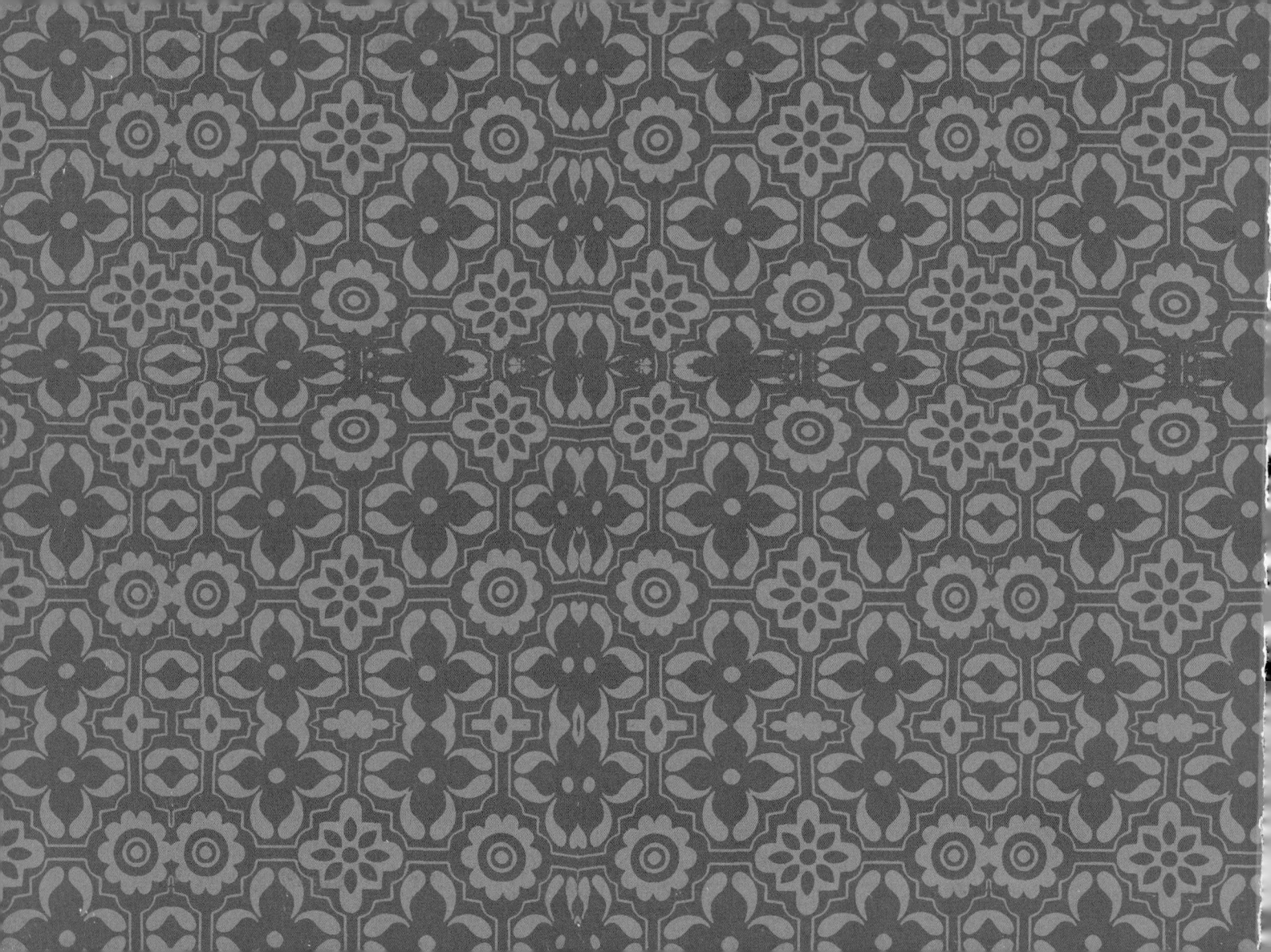